ケアの基本がわかる

重症心身障害児の看護計画

ライフステージにそった乳幼児期から成人期まで

編集 倉田慶子
市原真穂
仁宮真紀

へるす出版

序　文

　本書は『ケアの基本がわかる重症心身障害児の看護』の執筆者が,「より実践に役立つ参考書をつくりたい」という思いから着手しました。編者は長年,臨床現場でケアを提供する看護スタッフの教育に携わってきましたが,「看護計画を立てるのは難しい」という言葉を何度も耳にしてきました。本書を編集するにあたり,事例を展開しましたが,確かに簡単なことではありませんでした。事例の疾患ばかりに注意が向いてしまうと,生活に目がいかなくなってしまうからです。子どもたちは,日常生活動作のなかでの何に不便を感じ,苦痛を感じるのか,看護師としてそれらを軽減できるケアにはどのようなものがあるのかをぶれずに考えることが重要であると,あらためて気づかされました。

　看護は1人では実践できません。多くの看護師の仲間,あるいは他職種と共通認識をもたなければなりません。誰もが同じ内容でケアを提供することが,ケアを受ける子どもたちにとっては,よりよい状況であると考えます。毎日,担当が代わる変則勤務のなかにおいてでも,看護の質が一定であるために,誰が見てもわかるように,誰が見ても同じケアが提供できるように示していく必要があります。

　本書は,臨床現場で起こりうるできるだけ近い状況を想定して,看護計画を立案しています。多くのみなさんにご活用のうえ,意見をいただき,参考書として精度が高まっていくことを期待しています。

2017年9月
編者を代表して
倉田　慶子

著　者

倉田　慶子	東邦大学看護学部
市原　真穂	千葉科学大学看護学部
仁宮　真紀	心身障害児総合医療療育センター看護指導部
間柄　愛子	済生会明和病院なでしこ看護部
武村　美樹	済生会明和病院なでしこ看護部

本書の使い方

　本書は，事例（患者データ，関連図，看護計画）を中心に，知っておきたい知識や付録（基準値一覧）などで構成されています。

　事例は，ライフステージ（乳児期・幼児期・学齢期・成人期）に分けて展開しています。これらは，すべて架空の事例ですが，対象を身近に感じられるように名前を付けています。診断名・障害名・超重症児スコアをもとに，どのような事例なのかをイメージしながら読み進めてみてください。家族構成，出生時，成育歴や疾患の経過がその後に続きます。中途障害の場合，経過のなかに疾患発症の年齢が書かれています。患者データの冒頭に記載されている年齢が発症時期ではありません。また，重症心身障害児ならではのライフステージにおける発達における特徴も検討しています。

　関連図は，疾患・障害から発生する事象を中心に展開し，そこから発生する苦痛に焦点をあて，看護計画を立案しています。

　看護計画は，「体温調整」「呼吸」「栄養」「排泄」「睡眠」「側彎・緊張，姿勢／移動介助」「骨折」「清潔保持」「発達」「てんかん」などそれぞれの視点から立案しています。日常ケアに必要な要素を参考に，計画として使用していただきたいと思います。

　そして，看護計画ではあえて「看護問題」と表記をしていません。子どもたちの状態として目指すゴールを**「看護ニーズ」**としています。障害をもつ子どもたちは，障害はあっても，それは「病気」ではありません。それぞれの健康状態のもと，「健康」を維持しています。障害によって，発生している現象は確かにケアが必要な状況にあります。しかし，それらはケアで解消されるものであり，治療を必要とした状態ではないととらえられます。疾患として将来に起こることかもしれない「危険性」「可能性」は排除し，普段のケアに必要な項目について看護計画を立案しました。また，現在ある状態を維持するあるいはニーズを妨げている問題を解消し，子どもの状態を安楽に整える際の指標となる目指すべき道を**「看護目標」**としています。

　それぞれの看護計画には，ケアの根拠や重要なポイントを示しています。ケアの「意味づけ」を考え，ケアを提供するためのポイントです。教育の立場にある方は，後輩の指導にぜひ役立ててみてください。

　なお，それぞれのケアの根拠となる疾患や病態は「知っておきたい知識」のなかに簡潔にまとめていますが，詳細は『ケアの基本がわかる重症心身障害児の看護』を参考にしてください。この本に基づいて本書は項目立てされていますので，より理解が深まります。

　本書で紹介した看護計画は事例ごとに完結しています。ポイントにする内容は似通っていますが，すべてが同じ内容ではありません。そのときに必要と考える事例だけを読むのではなく，それぞれの事例に記載されている計画の内容やポイントを参考にし，みなさんが立案する計画に取り入れてみてください。

CONTENTS

Ⅰ 発達を考慮して重症心身障害児をみてみよう　9

1. 重症心身障害児とは？ ……………………………… 10
2. ライフステージと身体機能の変化 ………………… 10
3. 大島分類 …………………………………………… 11
4. 横地分類 …………………………………………… 11
5. 超重症児（者）・準超重症児（者）の判定基準 …… 12

Ⅱ 知っておきたい知識　13

1. バイタルサイン …………………………………… 14
2. てんかん …………………………………………… 15
3. 慢性呼吸不全，誤嚥性肺炎 ……………………… 16
4. 気管切開 …………………………………………… 17
5. 摂食嚥下 …………………………………………… 18
6. GER（胃食道逆流） ……………………………… 19
7. 経腸栄養 …………………………………………… 20
8. 便秘，下痢 ………………………………………… 22
9. 神経因性膀胱 ……………………………………… 23
10. 睡眠・覚醒 ………………………………………… 24
11. 皮膚ケア …………………………………………… 25
12. 筋緊張，側彎，骨折 ……………………………… 26
13. 褥瘡ケア …………………………………………… 28

ケアの基本がわかる **重症心身障害児の看護計画**
ライフステージにそった乳幼児期から成人期まで

Ⅲ 看護計画をもとに重症心身障害児のケアを考えよう　29

NICU退院時〜乳児期
- 長期入所：筋緊張が強い超低出生体重児の事例 …… 30
- 在　　宅：医療型障害児入所施設に検査入院している
染色体異常児の事例 …… 44

乳児期〜幼児期
- 長期入所：虐待による頭蓋骨骨折，硬膜下血腫後遺症の事例 …… 56
- 在　　宅：ウエスト症候群による精神運動発達遅滞のある事例 …… 70

学齢期〜思春期
- 長期入所：インフルエンザ脳炎後遺症の事例 …… 82
- 在　　宅：レスピレーターを装着している溺水後遺症の事例 …… 94

青年期・成人期
- 長期入所：家族の介護力低下により長期入所した
低酸素性虚血性脳症後遺症の事例 …… 108
- 在　　宅：家族のレスパイト目的で短期入所する
ミトコンドリア脳筋症の事例 …… 122

《付　録》重症心身障害児を理解するために必要な基準値一覧 …… 135

I

発達を考慮して重症心身障害児をみてみよう

倉田慶子

1　重症心身障害児とは？

　重症心身障害児とは，重度の知的障害および重度の肢体不自由が重複している児童（児童福祉法第7条の2）と定義されている。医学的には，知的障害を精神発達遅滞，肢体不自由は運動障害と同義語である。
　重症心身障害の原因には，**表Ⅰ-1**のような疾患があげられる。

表Ⅰ-1　重症心身障害の原因

出生前の原因	遺伝子異常	筋ジストロフィーなど
	染色体異常	ダウン症候群など
	脳形成異常	水頭症など
	子宮内感染症	サイトメガロウイルスなど
出生時（周生期～新生児期）の原因	新生児仮死	低酸素性脳症など
	脳血管障害	頭蓋内出血・脳梗塞など
	高ビリルビン血症	新生児重症黄疸など
新生児期以後18歳までの原因	感染症	脳炎・髄膜炎など
	不慮の事故	頭部外傷・低酸素性脳症など
	脳血管障害	頭蓋内出血・脳梗塞など

2　ライフステージと身体機能の変化

　重症心身障害児のライフステージと身体機能・家族の変化は，**図Ⅰ-1**のように表される。

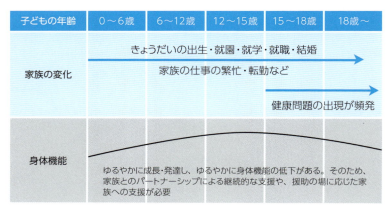

図Ⅰ-1　ライフステージと身体機能の変化

3 大島分類

　大島分類は1968（昭和43）年，重症心身障害児の施設の入所対象を選定する基準として，知的障害の程度をIQ（知能指数）で縦軸に，運動機能を5段階に分けて横軸にし，25に分類した。IQ35以下で，運動機能が寝たきり，もしくは坐位がとれるまでとした。つまり，**図I-2**の1・2・3・4を重症心身障害児という。

					IQ
21	22	23	24	25	80
20	13	14	15	16	70
19	12	7	8	9	50
18	11	6	3	4	35
17	10	5	2	1	20
走れる	歩ける	歩行障害	座れる	寝たきり	0

図I-2　大島分類
〔大島一良：重症心身障害の基本的問題．公衆衛生 35(11)：648-655，1971．より引用〕

4 横地分類

　横地分類は，大島分類の縦軸を知的発達レベル（言語理解不可，簡単な言語理解可，簡単な色・数の理解可，簡単な文字・数字の理解可，簡単な計算可）で示し，横軸の移動機能レベルをより具体的に加えること（寝返り不可，寝返り可，坐位保持可，室内移動可，室内歩行可，戸外歩行可）で分類している（**図I-3**）。

〈知的発達〉

E6	E5	E4	E3	E2	E1	簡単な計算可
D6	D5	D4	D3	D2	D1	簡単な文字・数字の理解可
C6	C5	C4	C3	C2	C1	簡単な色・数の理解可
B6	B5	B4	B3	B2	B1	簡単な言語理解可
A6	A5	A4	A3	A2	A1	言語理解不可
戸外歩行可	室内歩行可	室内移動可	坐位保持可	寝返り可	寝返り不可	

〈移動機能〉

〈特記事項〉
C：有意な眼瞼運動なし
B：盲
D：難聴
U：両上肢機能全廃
TLS：完全閉じ込め状態

図I-3　横地分類
〔横地健治：重症心身障害とその周辺．重症心身障害療育学会誌 10(1)：1-6，2015．より引用〕

5 超重症児(者)・準超重症児(者)の判定基準

 従来の重症心身障害児・者と比較して，障害が重く，継続的に濃厚看護を必要とする子どもを，超重症児(者)という。超重症児スコアは，医療・看護の必要度を点数化し，医療保険においても加算されている(表I-2)。

表I-2　超重症児(者)・準超重症児(者)の判定基準

1. 運動機能：坐位まで
2. 判定スコア

(1)	レスピレーター管理	10
(2)	気管挿管・気管切開	8
(3)	鼻咽頭エアウエイ	5
(4)	O₂吸入またはSpO₂ 90%以下の状態が10%以上	5
(5)	1回/時以上の頻回の吸引	8
	6回/日以上の頻回の吸引	3
(6)	ネブライザー6回/日以上または継続使用	3
(7)	IVH	10
(8)	経口摂取(全介助)	3
	経管(経鼻・胃瘻含む)	5
(9)	腸瘻・腸管栄養	8
	持続注入ポンプ使用(腸瘻・腸管栄養時)	3
(10)	手術・服薬にても改善しない過緊張で，発汗による更衣と姿勢修正を3回/日以上	3
(11)	継続する透析(腹膜灌流を含む)	10
(12)	定期導尿(3回/日以上)	5
(13)	人工肛門	5
(14)	体位変換6回/日以上	3

注1：2. (1)毎日行う機械的気道加圧を要するカフマシン・NIPPV・CPAPなどは，レスピレーター管理に含む
注2：2. (8)(9)は経口摂取，経管，腸瘻・腸管栄養のいずれかを選択
注3：2. (12)人工膀胱を含む
※基準：準超重症児(者)10～24点，超重症児(者)25点以上

〔杉本恵申・編集協力：診療点数早見表(2014年4月版). 医学通信社，東京，2014, p109. より抜粋〕

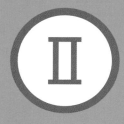

知っておきたい知識

倉田慶子　市原真穂　仁宮真紀

バイタルサイン

 ### 重症心身障害児のバイタルサインの特徴は？

　バイタルサインは，身体機能の状態や変化を示す重要な指標である。重症心身障害児のバイタルサインは一人ひとりの身体機能の特徴によって決まり，一般的な年齢区分の値とは必ずしも一致しない。

 ### バイタルサインを知ることの意味とは？

　バイタルサインは，心身の各臓器や機能の成熟の状態を反映する。バイタルサインの値により成長・発達，各臓器の成熟の程度を把握することで，ストレスがかかった際の許容範囲を予測し，危機的な状況に陥る前に対応することが可能となる。
　バイタルサインの値と変動の範囲は，身体がどのようなバランスによって保たれているかを知ることにもなる。1回換気量の少なさを呼吸回数の増加や心拍数の増加で補うなど，一人ひとりの特徴を把握することが重要である。また，重症心身障害児は，随伴症状の悪循環により身体機能のバランスは容易に崩れる。急激な状態悪化から予期せぬ結果に至ることも少なくない。

 ### 重症心身障害児の反応を知るには？

　自律神経系の支配を受けている心拍数は一般的に，興奮，快・不快，怒り，嫌悪，恐れなどの情動的な刺激によって変動しやすく，周りの出来事や刺激に対する受け止め，反応の重要な指標である。
　重症心身障害児は，環境との相互作用によってもたらされる認知機能の発達に制限がある。情緒の発達も遅れる。しかし，遅れているからといって，知的機能や情緒機能の質的変化が生じないわけではない。言葉かけや働きかけに反応して心拍数を増加させることで，興奮，快・不快，怒りを伝えてくることがよくある。心拍数の変化は，その子どもの周りの出来事への気づきや，働きかけへの反応として捉えることができる。

 ### バイタルサインを指標に生体リズムを整え，発達につなげるには？

　重症心身障害児が，発達に必要な環境との相互作用を行うには，体調が安定し，リラックスしていることが前提条件である。したがって，重症心身障害児の発達を促すには，一人ひとりの重症心身障害児のバイタルサインを指標に，体調を整える援助を行うことが重要となる。

てんかん

 ## てんかんとは？

　てんかんは，神経細胞の過度の放電による"発作的な脳の機能障害"である。脳のある部位で生じた異常な電気的興奮が，神経のつながりに沿って広がっていくので，発作型・症状は一人ひとり異なり，脳が行うすべての活動に及ぶ[1]。発生部位によって，身体各部位の瞬間的な動き，断続する動きなどの運動を伴うもの，ぼーっとしたり，活動中に突然動きが止まる，においを感じる，音に過敏になるなどの精神活動や感覚機能の異常にも至る。

 ## てんかんをもつ重症心身障害児はどのくらいいるの？

　重症心身障害児の約50〜70%にてんかんが合併し[2]，そのほとんどが脳の低酸素などによるダメージ，脳損傷などに起因した症候性てんかんである。一方，7.7%はてんかんが重症心身障害児に至る主原因と考えられ（破滅型てんかん），その内訳としてはウエスト（West）症候群，レノックス−ガストー（Lennox-Gastaut）症候群，繰り返すけいれん重積症がある[2]。

 ## てんかんはいつごろ発症するの？　症状は？

　脳の発達が著しい乳幼児期に発症しやすい。手足をガクガクしたり，急に意識を失って倒れるイメージをもちやすいが，乳幼児期や重症心身障害児の場合，はっきりとわかる症状が出るとは限らない。急に脱力する，ビクっとする，機嫌が悪い，ミルクを飲まない，嘔吐する，顔色が悪くなるなど，ちょっとした症状について，てんかんの発生機序を知って予測していないかぎり，気がつかないことも多い。

 ## てんかんが発症したら，どうしたらいいの？

　気になる様子があれば，すぐに主治医や専門医に相談する。異常な電気的興奮によって脳の正常な働きが妨げられてしまうと，知的発達だけではなく，身体のさまざまな部位に影響を及ぼす。薬物療法により脳内の異常な電気的興奮を抑えることが何より重要である。
　治療は，長期にわたり薬物による発作のコントロールが重要となる。抗てんかん薬は脳活動の抑制，鎮静作用もあるので，主治医をはじめ医療関係者，家族間で，子どものQOLについて十分に話し合い，適切な薬用量，使用方法を決めていくことが最も重要である。

【文献】
1）小西徹：てんかん．岡田喜篤・監，新版重症心身障害療育マニュアル，医歯薬出版，東京，2015，pp134-142．
2）小西徹：重症心身障害とてんかん．重症心身障害の療育 7：1-8，2012．

慢性呼吸不全，誤嚥性肺炎

 慢性呼吸不全ってなに？

　慢性呼吸不全とは，室内気吸入時の動脈血酸素分圧が 60 mmHg 以下〔おおむね経皮的動脈血酸素飽和度（SpO$_2$）90％以下〕，またはそれに相当する呼吸障害を呈し，呼吸困難などの症状をきたす状態のことである[1]。重症心身障害児の呼吸障害は**図Ⅱ-1**のように，呼吸中枢の異常，気道狭窄・喘息などさまざまな要因によって生じる。

 誤嚥性肺炎ってなに？

　誤嚥とは，口から摂取した食べ物や水分などが誤って気管に流れ込んだ状態をいう。誤嚥されるものは一般的に「食物，水分」「唾液や口の中の細菌」で，GER（胃食道逆流）がある場合は「胃液や胃内容物」なども含まれる[2]。

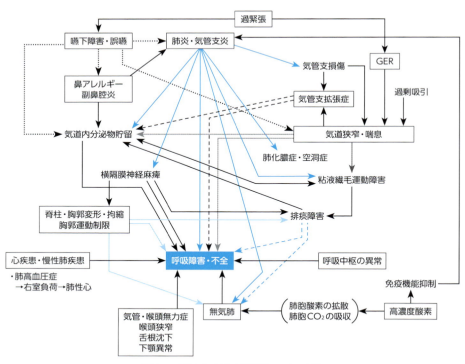

図Ⅱ-1　重症心身障害児(者)の呼吸病態
〔鈴木康之：超重症心身障害児とは；超重症児と準超重障児について．小児看護 24(9)：1090-1095．より引用〕

【文献】
1）松井秀司：呼吸を整えるためのケア．倉田慶子，樋口和郎，麻生幸三郎・編，ケアの基本がわかる重症心身障害児の看護；出生前の家族支援から緩和ケアまで，へるす出版，東京，2016，p89．
2）沖高司，熊谷俊幸：小児・障害児(者)のための在宅医療マニュアル，金芳堂，東京，2008，pp124-125．

気管切開

 ### 気管切開術ってなに？

気管切開術は，前頸部で気管軟骨を切開し，気管を開口する。術式としては，単純気管切開術，喉頭気管分離術などがある。

単純気管切開術（図Ⅱ-2）：輪状軟骨と甲状軟骨の間の輪状甲状軟骨間膜に切開を入れ，気管と皮膚の間に瘻孔（通り道）をつくり，そこから効率的に呼吸ができるようにする[1]。

喉頭気管分離術（図Ⅱ-3）：喉頭と気管は，管状につながっている気道である。これを全周性に切って完全に切離し，気管側を前頸部に開けた円形の孔と全周性に吻合し気管孔を形成する。喉頭側は軟骨を抜いて糸でかがり縫いして盲端にするか，食道の側壁に吻合する。このため，気管と口の中はつながっておらず，誤嚥する危険がなくなる。

 ### カニューレのカフ圧はどのくらい？

カフ圧は 20 cmH$_2$O 以上 30 cmH$_2$O 以下で管理することが推奨されている。その理由は，30 cmH$_2$O を超えるカフ圧は気管粘膜の血流を阻害するといわれ，一方，20 cmH$_2$O 以下の低圧では人工呼吸関連肺炎（ventilator associated pneumonia；VAP）のリスクが高くなるという報告[2]がある。

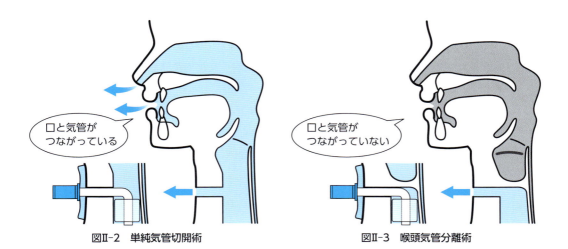

図Ⅱ-2　単純気管切開術　　　　　図Ⅱ-3　喉頭気管分離術

【文献】
1) 前田浩利, 岡野恵里香・編著：NICU から始める退院調整 & 在宅ケアガイドブック. Neonatal Care（秋季増刊）：118-119, 2013.
2) コヴィディエン HP：http://www.covidien.co.jp/medical/academia/infection/vap_prevention

摂食嚥下

 ### 食べる機能はどのように発達するの?

　食べる機能は生きるために生来備わっている機能である。胎児期からその動きを練習しているといわれる。誕生後は哺乳のために備えている原始反射を使って哺乳し，その消失と並行して目的的な運動である押しつぶしや咀嚼，送り込みの能力を獲得する。反射的に起こる嚥下運動を調整しながら固形物を摂取できるようになる。これは，成長・発達の一般的原則である，方向性，順序性，連続性に沿ったプロセスである。

 ### なぜ重症心身障害児は食べる機能の障害があるの?

　重症心身障害児では脳障害を受けた時期以降の発達が妨げられる。随伴して二次的な障害も生じる。例えば，原始反射が残っている場合には哺乳瓶からは飲めても，その後の食べる機能の獲得が遅れることになる。嚥下反射が出ないことも多い。嚥下反射が出てきても，感覚異常や，形態の変化（高口蓋，歯肉増殖），異常な運動パターンなどによりさまざまな悪循環が生じやすい。

 ### 一人ひとりに合った"食べる"意味を考えたケアとは?

　重症心身障害児の一人ひとりに合ったケアを考えるには，①食べる機能の発達のどの段階にあり，どのように発達が妨げられているか，②安全に食事ができないリスクがないか，③成長・発達に必要な栄養をどのように摂取するか，⑤食の社会的・文化的意味や価値をどのように育てるかを考えることが重要である。
　食べる機能の獲得をめざすあまり訓練に集中しすぎることや，必要な栄養をとるために無理強いをすることは，食べることの社会的・文化的な意味を軽視し，食事の楽しみを奪うだけではなく，心的外傷から拒否や過敏を強めることにもなりかねない。

 ### 口腔ケアの2つの意味とは?

　口腔ケアは，人工呼吸関連肺炎（ventilator associated pneumonia；VAP）や誤嚥性肺炎の予防の点から重要である。しかし，感染や肺炎予防だけではなく，食べる機能の発達に必要な刺激を与え，機能を最大限に引き出す積極的な意味もある。口の周囲の筋肉の柔軟性や顎の可動域の保持，歯の萌芽，唾液分泌による自浄作用，食べる楽しみとしての味覚刺激など，積極的に口腔ケアを行うことが重要である。

GER（胃食道逆流）

 ### GERってなに？[1]

　胃内容物が食道に逆流する現象を GER（gastroesphageal reflex；胃食道逆流）という。通常，正常な消化機能をもつヒトの場合，下部食道括約筋が砦の役割をしており，食道に胃内容物が逆流することはない。食後や栄養剤の注入後の嘔吐が症状の典型である。誘因としては，重症心身障害児の場合，神経筋障害，麻痺，てんかん，筋緊張，側彎などの体幹の変形や自律神経障害などがある。

 ### GERの治療法は？

①食事の工夫
　VF 検査（嚥下機能検査）を行ったうえで，子どもに合った適切な食事形態や内容，栄養療法に変更する。少量頻回の経口摂取や経腸栄養剤の注入，あるいは経腸栄養剤にとろみをつけて半固形化するなどの工夫を行う。

②薬物療法
　胃酸の逆流による食道粘膜の傷害や自律神経反射を予防・軽減する目的で抗潰瘍薬，特に H_2 ブロッカーやプロトンポンプインヒビターを第一選択とする。食道や胃・腸管運動の障害により消化管内容物の停滞をきたすと GER を悪化させるため，これらの消化管運動を刺激し LES 圧（下部食道括約部圧）を改善させる胃腸機能調整薬〔モサプリドクエン酸塩水和物（ガスモチン®）など〕を併用したり，六君子湯などの漢方薬などが処方される。

③体位療法
　一般的には，坐位や腹臥位が逆流予防の体位として勧められている。しかし，重症心身障害児は四肢の拘縮や脊椎の変形があるため，一律な体位療法は行いにくい。そのため，安全な気道の確保に留意しながら，個別性に応じた体位を工夫していく必要がある。

④外科療法
　嚥下障害があるため，長期にわたって経腸栄養を必要とする重症心身障害児には，胃瘻造設術が行われることが多い。噴門の逆流防止機構の改善をはかるための噴門形成術では，ニッセン（Nissen）法が最も多く行われている。そのほかに，気道狭窄・閉塞に対する治療として，声門閉鎖や喉頭気管分離術などが行われる場合もある。

【文献】
1) 新開真人：栄養摂取を整えるためのケア．倉田慶子，樋口和郎，麻生幸三郎・編，ケアの基本がわかる重症心身障害児の看護；出生前の家族支援から緩和ケアまで，へるす出版，東京，2016，pp118-123．

経腸栄養

 経腸栄養ってなに?[1)]

　意識障害や呼吸不全,開口,咀嚼,嚥下運動の障害や消化管の通過障害などによって,胃腸での消化機能や吸収能力に問題がない場合は,チューブを通じて胃や腸に直接,栄養剤を注入する方法がある。これを経腸栄養法といい,経鼻管(胃管・腸管)法と経瘻管(胃瘻・腸瘻)法に分けられる。

■種　類

　経鼻胃管法：鼻からチューブを挿入し,食道を通過して,チューブを胃に留置させ栄養剤を注入する場合と,口腔からチューブを挿入し,食道を介して胃にチューブを留置する方法がある

　経鼻腸管法：経鼻腸管法は,X線透視下で鼻からチューブを挿入し,食道を通過し,十二指腸にチューブを留置させ,栄養剤を注入する

　経瘻管法：経瘻管法は,腹壁と胃壁・腸壁の間に瘻をつくり,カテーテルを介して直接栄養剤を胃や腸に注入する方法である

■適　応

　経鼻胃管法の適応は次の3つに分けられる。

　①消化管の消化・吸収能力は保たれているが,経口摂取が困難,あるいは経口摂取では十分な栄養摂取が困難な場合

　②経口摂取では誤嚥の危険がある場合

　③食欲不振や術後のために経口摂取をいやがる場合

　経鼻腸管法の適応は次の4つに分けられる。

　①GER(胃食道逆流),下部食道括約筋障害,食道裂孔ヘルニア,胃潰瘍などにより,易嘔吐性が高い場合

　②誤嚥性肺炎反復,喘息様気管支炎反復,低酸素血症などの呼吸障害を合併しやすい場合

　③痩せ,低蛋白血症などの栄養状態に問題がある場合

　④イレウスなど消化管のトラブルを起こしやすい場合

 胃瘻ってなに?

　胃瘻とは,皮膚から胃内に直接カテーテルを留置して,栄養剤を入れる方法である。胃瘻の造設には,小切開開腹による方法と,内視鏡を用いた経皮的内視鏡による方法がある。切開孔には,バルーン型ボタンタイプ,バンパー型ボタンタイプなどの種類がある。

　胃瘻チューブの種類：胃瘻の瘻孔を維持するために,体外と体内をつなぐカテーテルを固定する方法が4種類ある(**図Ⅱ-4**)。体内側では,バルーンを膨らませて胃壁・腹壁から抜けないように固定する方法と,バンパーで胃瘻・腹壁から抜けないように固定する方法がある。体外側では,ボタンタイプとチューブタイプがある。

①バルーン型ボタンタイプ

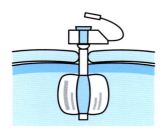

- バルーンの収縮によって挿入が簡易に実施できるため，痛みを伴わない
- 栄養剤を注入するたびに，イルリガートルボトルに接続するチューブの開始時の接続と終了後の取り外しが必要となる
- 栄養剤の注入後には，チューブが接続していない（ボタンのみが体外に露出している）ため，更衣がしやすい
- バルーンが破裂し，抜けてしまうことがある

②バルーン型チューブタイプ

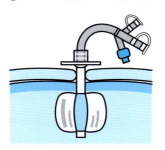

- バルーンの収縮によって挿入が簡易に実施できるため，痛みを伴わない
- 栄養剤を注入するたびに，イルリガートルボトルに接続するチューブの開始時の接続と終了後の取り外しが不必要である
- 栄養剤を注入していない状況であってもチューブが接続しているため，更衣時に引っかけてしまったり，子どもが抜いてしまうことがある
- バルーンが破裂し，抜けてしまうことがある

③バンパー型ボタンタイプ

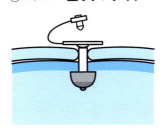

- カテーテルが抜けにくい
- 挿入時に出血や痛みを伴う
- 栄養剤を注入するたびに，イルリガートルボトルに接続するチューブの開始時の接続と終了後の取り外しが必要となる
- 栄養剤の注入後には，チューブが接続していない（ボタンのみが体外に露出している）ため，更衣がしやすい。

④バンパー型チューブタイプ

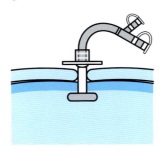

- カテーテルが抜けにくい
- 栄養剤を注入するたびに，イルリガートルボトルに接続するチューブの開始時の接続と終了後の取り外しが不必要である。
- 栄養剤を注入していない状況であっても，チューブが接続されているため，更衣時に引っかけてしまったり，子どもが抜いてしまうことがある。
- 挿入時に出血や痛みを伴う

図Ⅱ-4　胃瘻の種類

【文献】
1）倉田慶子：経管栄養．看護実践のための根拠がわかる小児看護技術，メヂカルフレンド社，東京，2016，pp252-259．

便秘，下痢

 便秘が原因の可能性もあるイレウスってなに？

　イレウス（腸閉塞，腸管麻痺）とは，腸管の動きが停止する状態をいう。その病態によっては緊急手術を必要とするため，重症心身障害児にとって重篤な疾患である。症状としては，噴水様の嘔吐，腹部膨満，腹痛があげられる。腹痛時，重症心身障害児は言葉で表現できないため，心拍の上昇や苦悶表情，泣き，活気・意識レベルの低下，食欲減退などが現れることにより，異常に気づくことが多い。

　イレウスになる原因は，重症心身障害児は自発的な運動を行うことができず，また仰臥位などの同一体位でいる時間が多く腸管運動が弱いためである。また，側彎が進行している重症心身障害児の場合，腸管が正常な位置から外れ，さまざまな臓器に圧迫されることで，排泄物の通過障害が起こりやすくなる。さらに水分量不足や薬の副作用も要因となる。

　イレウスの予防は腸管運動を促進することであり，日頃から便通や排ガスを促すケア（浣腸，腹部マッサージ，温罨法，ブジー，こまめな体位変換，ギャッジアップ，十分な水分補給，薬剤の導入）を行う必要がある。毎日排便があったとしても，十分に排出されずに腸内に宿便としてたまっていき，最終的にイレウスを発症することがある。医師の指示のもと，定期的にX線で宿便を確認し，宿便が確認された場合は，毎日の排便の有無にかかわらず，浣腸を数日に1回行って宿便を完全に排出する。

 重症心身障害児が下痢する原因はなに？

　重症心身障害児は下痢になりやすい。その要因として，便秘予防のために日常的に緩下剤を内服することが多いことや，腸管が経腸栄養剤に含まれる脂質やたんぱく質の影響を受けやすいことがあげられる。また，抗菌薬を内服しているときには，腸内細菌叢の影響を受けて便性が緩くなりやすい。下痢が続く場合，重症心身障害児はすぐに脱水状態に陥りやすいため注意が必要である。経腸栄養剤・薬剤と便性の関連性を常に把握しておく必要がある。下痢時の看護記録には，排便時間，便の性状と量・回数，腹痛の有無（心拍の上昇，苦悶表情，不隠状態），注入内容（経口摂取内容），尿量，痩せが激しい重症心身障害児の場合はツルゴール反応を記載しておく。

神経因性膀胱

神経因性膀胱ってなに？

　排尿機能をコントロールしている大脳や脊髄に障害がある場合，**図Ⅱ-Ⅴ**のように下腹神経・骨盤神経・陰部神経などによる膀胱・尿道括約筋群への神経伝達が機能しなくなるため，膀胱内で尿を貯留することができない，膀胱内で蓄尿された尿が出にくくなるなどの排尿障害を生じる。

　多くの重症心身障害児の場合，中枢神経系に障害があるためにさまざまな要因により排尿コントロールが難しい。特に蓄尿機能と排尿機能の両方に障害がある場合が多い[1]。膀胱に蓄尿された尿が排出されないことを尿閉という。尿閉の状態が続くと膀胱内圧が上昇し，膀胱弛緩の状態となる。膀胱内が弛緩すると，膀胱にたまった尿が尿管へ逆流しやすくなり，尿路感染や尿路結石，さらには腎盂腎炎を発症しやすくなる。そのため，あらかじめ子どもの 1 日の in-out 量を把握しておく。

　ベッド臥床で過ごすことが多い重症心身障害児の場合は，腹圧をかけやすくするためにギャッジアップしたバギーに移乗したり，体位変換を頻回に実施することで排尿がある場合がある。また腹部の温罨法も有効である。それでも尿閉および乏尿が続く場合は間欠的導尿を実施して，in-out 量チェックを行う。手圧排尿は行わず，安全性の観点から導尿を行う。

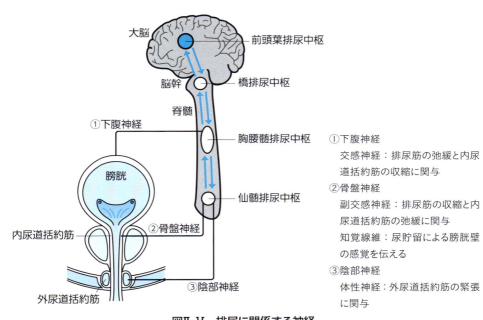

図Ⅱ-Ⅴ　排尿に関係する神経

【文献】
　1) 作田香織：皮膚・排泄系のフィジカルアセスメント，小児看護 39(5)：593-599，2016．

睡眠・覚醒

 ### 睡眠・覚醒リズムはなぜ重要なの？

　睡眠・覚醒リズムは，胎児期から睡眠と覚醒の区別が出現し，誕生後に，環境による刺激を受け約24時間の周期がつくられる。明暗などの視覚的な刺激は，生体時計の中枢である視交差上核（suprachiasmatic nucleus；SCN）により，覚醒を促すホルモンであるセロトニン，睡眠を促すメラトニンの分泌を促す。SCNは睡眠・覚醒だけではなく体温調整や血圧などの自律神経系，成長ホルモンなどの内分泌系の生体リズムも司る。これらの機能の成熟に伴い，生後3〜4カ月ころになると，夜間にまとまった睡眠をとるようになり，成長ホルモンの分泌量の増加等生体リズムを獲得するなど，生体機能を調整していく基礎がつくられる。これらの働きは，生体の維持にかかわる本質的なメカニズムと関連するので，生命維持と，より健康的な生活に向けて重要となる。

 ### 睡眠・覚醒リズムを整えるにはどうすればいい？

　子どもが夜間に睡眠せず，昼夜かわりない世話をすることは，家族の負担が大きく，精神的健康を奪うことにもなりかねない。したがって，主治医への相談が重要である。また，積極的な治療を求めていくだけではなく，朝に自然な光を浴び，夜間に不要な電気を消す，不要なケアは夜間に行わない，日中の活動量を増やすなど，メリハリのある生活を整え，睡眠・覚醒リズムづくりを行っていくことが大切である。

 ### 睡眠・覚醒リズムはどのように評価するの？

　睡眠・覚醒リズムの評価には，毎日の睡眠と覚醒の時間を一覧表にするとよい。目覚める時刻の一定性，午睡時刻と長さの一定性，入眠時刻の一定性，睡眠の持続時間，夜間覚醒の回数などを指標にして経過を観察する。また，睡眠を整えるケアを行う前の1週間と行った後の1週間で，睡眠・覚醒パターンの変化をみると，行ったケアの効果が検証できる。

皮膚ケア

 重症心身障害児の皮膚が弱い理由はなに？

　重症心身障害児の皮膚トラブルとしては褥瘡が代表的であるが，そのほかにも多くの皮膚トラブルを生じる可能性がある。皮膚の脂質膜は一定のpH（5.5～7.0）で保たれており，細菌感染などから皮膚を守っている。重症心身障害児の場合，流涎や痰，鼻汁や発汗，胃液や腸液，尿や便などのアルカリ性の分泌物や排泄物に接触することが多く，これらの分泌物や排泄物が皮膚や粘膜に長時間付着し続けることによって脂質膜のpHが乱れやすいために皮膚状態が悪化しやすい。

　また，重症心身障害児の多くはおむつを使用しているため，おむつかぶれから真菌感染を引き起こすこともある。さらに，胃瘻，腸瘻，膀胱瘻の造設や，気管切開を行っていたり，経管栄養チューブや点滴固定などでテープ類を貼用することが多かったり，補装具などで身体を固定することもよくあるため，皮膚は常に侵襲を受けやすい状況にある。

　さらに，身体拘縮や変形のために皮膚が身体に入り組んだ構造となり，皮膚同士が摩擦して損傷しやすくなったり，湿潤しやすくなっている。そのため，骨が突出している部分は，摩擦による発赤や水疱を形成しやすく，水疱が潰れた後にはびらん状態になりやすい。

 どうやってスキンケアを行えばいいの？

　皮膚ケアの原則は，清潔保持，被膜保護，保湿，感染防止である。胃瘻・腸瘻・膀胱瘻などの粘膜が露出している部分は，微温湯で分泌物の汚れを洗い流した後に，必要な軟膏やパウダーを塗布し，ガーゼ処置やストーマ装具を装着する。

　骨が突出している部分には，あらかじめフィルム材を貼用し，衣服や自分の皮膚との摩擦を避ける。重症心身障害児の皮膚は脆弱であるため，テープ類の使用は最小限にする必要がある。そのため，あらかじめ皮膚を保護する目的で皮膚にフィルム材を貼ってから固定用のテープを貼用したり，頻回なテープ交換を控えるなどの工夫が必要である。真菌が検出された部位は清潔を保ちながら抗菌薬の軟膏を根気よく塗布し続ける。

筋緊張，側彎，骨折

 ### 筋緊張が強まる要因とその障害はなに？

　　ストレスや感情の起伏といった心理的な要因と，痛みや不眠などの身体不調が要因となり，筋緊張が強くなることが多い。筋緊張が強くなると高熱や呼吸障害が生じ，筋肉細胞が崩壊する。その結果，ミオグロビン尿となり腎不全を引き起こし，最悪の場合は死に至ることもある。この症状を異常筋緊張亢進重積ミオグロビン尿症という。また，筋緊張によって全身が強い反り返り状態になることで頸部後屈を引き起こす。頸部後屈状態になると，嚥下障害を悪化させるのみならず，咽頭や喉頭，気管支の狭窄の原因となって，より呼吸状態が悪化するという悪循環に陥る。

　　このように筋緊張が強くなることは，子どもが強い苦痛を感じるだけではなく，生命への危険性も伴うため，緊張に対しては早急に治療およびケアしていく必要がある。緊張を和らげる方法として，まずは緊張を強めている要因を除去する（治療する）ことが先決であり，子どもがリラックスできるような身体と環境を整えることが重要である。緊張が強くなる場面としては，体温上昇や便秘，姿勢の異常，痰が多いことによる呼吸苦，怒りや楽しみなどの感情表出時があげられる。子どもの緊張を緩和するために，これらの原因を一つひとつ丁寧にケアしていく。それでも緩和しないときの治療として，筋弛緩薬や精神安定剤の使用およびITB（バクロフェン脊髄持続注入療法）やA型ボツリヌス毒素製剤注射など外科的処置が検討される。

 ### 側彎の原因はなに？

　　重症心身障害児には，脊柱側彎がよくみられる。その要因として，同一体位（特に仰臥位）の持続，脊柱を取り巻く筋組織の脆弱性，不良な姿勢の持続があげられる。側彎になることによって，心臓や胃・腸などの臓器が本来とは違う位置に引っ張られて，各臓器機能に影響を及ぼす。さらに，両肺が変形する（異常形態，胸郭の幅が薄くなる）ことにより，呼吸状態の悪化を引き起こす。

　　そのため，幼いころから側彎予防のケアが必要となる。腹臥位で過ごす時間を増やすことや，車いすに乗るときは体幹コルセットと下肢装具を装着し，左右の腸骨を確実に座面につけ，さらに車いすの足底板に両足底を確実につけるといった日々の細かなケアが重要となってくる。

 ### どうして重症心身障害児は骨折のリスクが高いの？

　　重症心身障害児は骨折の危険性が高い。一般的に骨組織はリモデリング（砕骨細胞が骨吸収し，骨芽細胞が骨形成する）という代謝を繰り返している。重症心身障害児に多くみられる骨粗鬆症の場合，リモデリングの代謝機能が崩れて（骨吸収が進んで骨形成が追いつかない），骨量が減少している状態である。

重症心身障害児の骨が脆弱な要因としては，抗重力姿勢が保てないこと，運動量の不足，栄養の消化吸収障害，抗てんかん薬の副作用などがあげられる。骨評価の指標として，骨密度の測定，X線，血液検査（骨代謝マーカー，Ca，P，PTH，ALPなど）がある。重症心身障害児は，骨折していても時間が経過してから症状が出現したり，すぐに痛みを表出できないので発見が遅れることもあるため，日々の観察が重要である。

　骨折を疑うときは，発赤，熱感，腫脹，変形，関節可動域の制限，皮膚表面の光沢などに加え，心拍の上昇，不隠状態，不機嫌，不眠，筋緊張，多汗，四肢冷感なども重症心身障害児の特有の観察ポイントである。

 補装具装着時の観察ポイントはなに？

　重症心身障害児は，側彎や関節拘縮などの身体変形の進行予防や，坐位など抗重力姿勢をとるための良肢位保持を目的として，補装具を装着する場合がある。主な補装具の種類としては，体幹保持・呼吸状態の安定化・側彎の進行予防のために装着する体幹装具，指関節・手関節・肘関節の拘縮予防のための上肢装具，坐位保持・立位保持，股関節および膝関節の内転・内旋（または外転・外旋）予防のための下肢装具がある。

　補装具は身体に直接密着させて使用するものである。そのため，補装具が正しく装着されていない場合には，痛みや褥瘡が発生したり，拘縮予防ができないことがある。また，子どもは日々成長しているので，身体の成長に伴って補装具も合わなくなってくることにも留意しておく必要がある。表Ⅱ-1に補装具装着時の観察ポイントを示す。

表Ⅱ-1　補装具装着時の観察ポイント

種類	観察項目
体幹装具	・呼吸状態と消化機能状態：コルセットで胸部や腹部を強く圧迫すると，胸郭運動が十分にできないことによって呼吸状態が悪くなったり，嘔気や嘔吐など消化吸収機能に支障が生じる ・腸骨部のあたりの有無：腸骨部でコルセットを保持するタイプが多いので，コルセットと突出した骨が擦れることで皮膚損傷が発生する ・胃瘻や腸瘻，ストーマなどの圧迫の有無：瘻が圧迫されると，粘膜損傷や分泌物の漏れなどによって瘻自体や周辺皮膚の状態が悪化する
上肢装具	・血流障害の有無：補装具を強く締めることで末端血流の流れが悪くなるため，末梢冷感や浮腫，痺れの有無を観察する ・あたり(発赤，擦過傷，水疱形成，潰瘍形成)の有無：骨と皮膚が常に接触している部位に発生しやすい ・可動域の制限：上肢の肘関節や手関節の伸展を目指す目的で装着するが，長時間の装着は子どもの上肢運動や遊び(学習)を制限することにもなるので，装着時間をあらかじめ設定する
下肢装具	・血流障害の有無：上肢装具と同様の理由 ・あたり(発赤，擦過傷，水疱形成，潰瘍形成)の有無：補装具内で足が動くため，特に踵部に皮膚損傷が発生することが多い ・痛みの状態：硬くなった筋組織を強制的に伸展させて，立位保持したり歩行を行うので，痛みを生じやすい

〔仁宮真紀：筋・骨格系のフィジカルアセスメント．障がいがある子どものフィジカルアセスメント．小児看護39(5)：586-592, 2016. より改変〕

褥瘡ケア

 ### 褥瘡の発生要因はなに？

　日本褥瘡学会は2005年に褥瘡の定義を「身体に加わった外力は，骨と皮膚表面の間の軟部組織の血流を低下あるいは停止させる。この状態が一定時間持続されると，組織は不可逆的な阻血性障害に陥り褥瘡となる」としている[1]。重症心身障害児の褥瘡発生要因として，身体拘縮や変形があること，同一体位の時間が長いこと，自発運動が極めて困難であること，不随意運動があること，発汗などの分泌物が長時間付着することによって湿潤状態であること，栄養状態が不良であること，知覚鈍麻などがあげられる。

　褥瘡のアセスメントツールとしては，日本褥瘡学会が作成しているDESIGN-R（褥瘡評価表）があり，depth（深さ），exudate（滲出液），size（大きさ），inflammation/infection（炎症/感染），granulation tissue（肉芽組織），necrotic tissue（壊死組織），pocket（ポケット）について褥瘡の程度を評価する。褥瘡は時間の経過とともに「発赤→変色→皮膚損傷（びらん）→壊死」と皮膚状態が悪化していく。

 ### どうやって褥瘡ケアを行えばいいの？

　褥瘡ケアで最も大事なことは，「褥瘡をつくらない」ことである。そのためには，褥瘡発生が予測できる部位にあらかじめフィルム材を貼用する，マットやクッションを用いて加圧部の除圧を行う，頻回に体位変換する，車いすに移乗する，清潔を保つ，栄養状態の評価を行うことに留意し，日々のケアを行う。

　また，補装具装着時，車いす乗車時に衣服などのしわができ，そのしわにあたって発赤が生じることもある。寝具類も同様である。そのため，環境整備も重要なケアの一つである。早期に発赤（皮膚に圧がかかっている部位）を発見し，加圧部の除圧を徹底していくケアを行うことが何よりも重要となる。

　褥瘡が発生した場合は，除圧の工夫と清潔を保ちながら，患部にハイドロコロイドなどの創傷被覆材を貼用する。被覆材を貼用することで，創部は湿潤環境を保つことができ，余分な滲出液を吸い取ることができる。壊死組織がある場合は外科的デブリードマンを実施し，不良肉芽を除去する。

【文献】
1）日本褥瘡学会・編：褥瘡発生のメカニズム．褥瘡予防・管理ガイドライン，照林社，東京，2009．

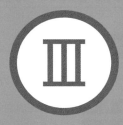

看護計画をもとに重症心身障害児のケアを考えよう

倉田慶子　市原真穂　仁宮真紀　間柄愛子　武村美樹

NICU 退院時〜乳児期

長期入所

筋緊張が強い超低出生体重児の事例

患者データ

ゆうくん　男児　2歳2カ月　身長 80 cm　体重 8.3 kg

診 断 名　低酸素性虚血性脳症，脳室周囲白質軟化症(PVL)，超低出生体重児
障 害 名　肢体不自由，摂食嚥下障害，知的障害
大島分類　1　　**横地分類**　B1
超重症児スコア　9(経口摂取：3，更衣と姿勢修正を3回/日以上：3，体位変換6回/日以上：3)
家族構成　母親(30代前半)
出 生 時
　妊娠26週で切迫早産となり，515 gで出生。Apgarスコア：1分後1点/5分後5点。気管挿管して人工呼吸管理となる。

背景と経過

　出生直後より全身チアノーゼが顕著であったため，呼吸促迫症候群(RDS)の診断にてサーファクタント気管内投与し，NICUに入院となった。1カ月後に人工呼吸器を離脱できた。5カ月時に小児病棟に転院し，8カ月で退院する。
　自宅に帰ってからは，医療型障害児入所施設の外来受診に月1回，身体機能訓練と摂食機能訓練を月1回通いながら，週3日程度通園施設を利用していた。全身の筋緊張が非常に強いため，抱っこをすることが難しい。好き嫌いをはっきりと表現することができ，いやなときや不快なときは全身の筋緊張が高まって息止めをしてチアノーゼを引き起こす。夜間の中途覚醒が多く，激しく泣く。姿勢は，筋緊張のための反り返りが強く，抱っこでは姿勢保持が難しい。現在はクッションチェアを使用して離乳食初期食を食べているが，ほぼ丸のみ状態であり，筋緊張による不快感が強く，不随意運動も多いため，食事中に泣くことも多い。
　母親は育児疲労感が強く，「自分一人でこの子をどうやって育てたらよいかわからない」「経済的に余裕がないので働きたい」「育児に疲れて，この子と一緒に死にたいときがある」と看護師に語っていた。両親は遠方に在住しておりサポートを受けられない状況のため，児童相談所が介入し，1歳9カ月より医療型障害児入所施設に長期入所している。
　現在，母親は飲食店に就職したばかりであり，ゆうくんの面会や外出・外泊は実施されていない。しかし，電話連絡は可能であり，新しい衣服や予防接種の問診票をゆうくん宛の手紙とともに送ってきてくれている。

関連図

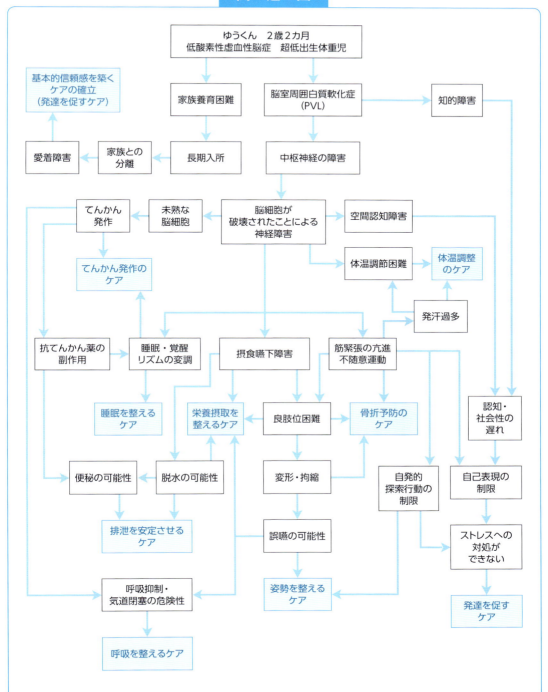

　ゆうくんは超低出生体重児で生まれ，低酸素性虚血性脳症である。また，超低出生体重児に多くみられる脳室周囲白質軟化症（PVL）を発症している。身体症状としては，呼吸抑制を伴うほど強い筋緊張があり，精神発達面においては空間認知障害がある。また，家庭での養育困難という理由で乳幼児期から長期にわたって施設で育っていくことになる。ゆうくんのケアとしては，筋緊張の亢進に伴って生じる身体の変形・拘縮を予防するために良肢位を保つケア，呼吸抑制を伴う筋緊張を緩和するケア，体温調整を適切に行うケア，そして，施設職員および母親との基本的信頼関係を構築していくケア，施設で生活することによる社会経験不足を補うケア，さらに，ゆうくんの発達を促進するためにコミュニケーション能力を高めるケアを中心として展開していくことが求められる。

Ⅲ　看護計画をもとに重症心身障害児のケアを考えよう

体温調整に関連する看護計画

看護ニーズ
- 適切に体温調整を行うことができる

ニーズが充足されない理由
- 中枢神経障害により体温調整が不安定であるため

看護目標
- 体温上昇による筋緊張の増強を引き起こさない

O - P
1. バイタルサイン（体温，脈拍，呼吸）のチェック（各勤務帯で1回）
2. 筋緊張の部位・程度の把握
3. 関節可動域の観察
4. 発汗の有無と程度
5. 食欲と食事量
6. 活気
7. 腹部状態（便秘，腹部膨満）

C - P
1. 泣きのときや食事のとき，興奮状態のときは，熱がこもりやすいので，衣服調整を行う
2. 環境調整（室温管理，空調管理）を行う
3. 37.5℃を超えたときは，2点（頸部・腋窩）クーリングを行う
4. 食事中は，頭部と背中にアイスパックをあてる
5. 発汗したときは，すぐに衣服を着替える
6. 夜間は入眠するまではかけ物をかけず，入眠後体温と脈拍が低下してきたらかけ物をかける

E - P
1. 不快要素を除去しても，泣きが激しく，治まらないときは，優しく声をかけながら外の風にあたったり，散歩したりするなどして環境を変えて気持ちを落ち着ける
2. スタッフは，ゆうくんの「いつもの状態」のバイタルサインの値を把握しておく

ケアプランのポイント（理由・根拠）

▶ O-1
アテトーゼ型脳性麻痺の乳幼児は，筋緊張が強いため，本人は身体に痛みを感じている。筋緊張は筋肉を収縮させて熱を産生するため，体温が上昇しやすい状態となる。したがって，体温管理をしっかり行うことが必要である。

▶ C-4
食事やリハビリテーションなどの活動時には，身体に過度の力が入って筋緊張が増強し，体温が上昇する。そのため，あらかじめアイスパックをセッティングしておく。

呼吸に関連する看護計画

看護ニーズ
- 筋緊張が高まらず，呼吸状態が安定している

ニーズが充足されない理由
- 筋緊張が高まり，呼吸器関連筋群の筋収縮によって呼吸抑制が起こる

看護目標
- 筋緊張による呼吸抑制を起こさず，心地よく楽に呼吸できている

O-P
1. 呼吸状態（呼吸回数，呼吸パターン）
2. SpO_2（啼泣時，通常時，興奮時，筋緊張時，摂食時）
3. 副雑音の有無，肺エア入り
4. 胸郭の拡張性
5. 腹部状態（呑気の把握）
6. 疼痛の有無
7. 息止めによるチアノーゼの有無
8. 側彎，姿勢保持の状態
9. 舌根沈下の有無

C-P
1. 筋緊張の反り返り時や啼泣時の息止めに対しては，抱っこをして胸部を上から下になでたり，背中をさすって呼吸する（特に息を吐く）ことを意識させる
2. 入眠時の舌根沈下による閉塞性呼吸に対しては，頸部を後屈させて気道を確保する。また肩枕を使用して，良肢位を保持する
3. SpO_2が90％を下回り，チアノーゼが著明なときはO_2を1Lロマスクで流す
4. 筋緊張による息止めが頻回に続く場合は，医師の指示により鎮静系坐薬などを使用する
5. 体温がこもらないように環境調整を行う
6. 食事はマッシュ食の一口を小さめにして介助し，不随意運動による窒息を予防する
7. 興奮時や食事中など，息止めを起こすことが予測される場所には，酸素ボンベとマスクおよび吸引セットをセットしておく
8. 車いすやクッションチェア使用時は，頸部が後屈しないように，小枕やタオルを使って頸部を保持する
9. 好きな音楽を聴いてリラックスする

E-P
1. 息止め時の対応を病棟全体で共有する

ケアプランのポイント（理由・根拠）

▶ O-7
筋緊張が強い乳幼児は，さまざまな理由で息止めをして呼吸できなくなり，チアノーゼを引き起こす。まずは，子どもにとって不快な原因を除去することが重要である。

▶ C-1
いったん呼吸を止めてしまうと，呼気と吸気のバランスが崩れて，さらに呼吸苦を繰り返すというパターンに陥ることがあるので（息苦しさのためにパニック状態になる），泣きや興奮時には，子どもを安心させるために抱っこして落ち着かせるというケアが必要である。

▶ C-3
酸素化が不良になった場合，低酸素状態が続くと脳へのダメージが大きくなるので，酸素ボンベをすぐに使用できるように準備しておく。また，酸素カニューレは口腔から酸素が抜けてしまうので，緊急時にはマスクを準備しておく。

栄養に関連する看護計画

看護ニーズ
- 成長・発達に必要な栄養素と必要カロリーおよび食事量が摂取できる

ニーズが充足されない理由
- 咀嚼嚥下機能の未熟さや過緊張による嚥下困難がある

看護目標
- よい姿勢を保持して上手に咀嚼・嚥下し,楽に食事をすることができている

O-P

1. 筋緊張の状態(毎食前)
2. 口腔および口腔周囲の過敏状態の確認
3. 嚥下の状態(VF 検査)
4. 食事形態の確認
5. 食事中の良肢位の確認
6. 体重と必要摂取カロリーの計算
7. 水分量と排尿・不感蒸泄(発汗,流涎)のバランス(in-out チェック)
8. 排便状態
9. 食欲と嗜好品の確認
10. アレルギーの有無
11. 内服薬
12. 血液データ,カウプ指数

C-P

1. 頭部にアイスパックをセットしたクッションチェアにしっかりと坐位姿勢をとる
2. 誤嚥しない角度に調整する
3. 頸部周囲にタオルなどで食べこぼし用のエプロンをあてる
4. 食事前に口腔周囲の筋群をマッサージする(毎食前 3 回/日)
5. シリコンスプーンで食事介助を行う
6. 呑気が多い場合は,背中を軽く叩いて排気させる
7. 食事中は下顎保持を行い,上下の口唇をしっかり閉じて咀嚼できるようにする
8. 経口摂取が進まなかった場合,補食としてトロミをつけた経腸栄養剤を摂取する
9. 発作や体調不良で毎食の食事量が 1/3 を下回る場合は,経管栄養チューブを挿入して経腸栄養剤を注入する

E-P

1. セラピストから食事中の良肢位保持や介助についてのアドバイスを受ける

ケアプランのポイント(理由・根拠)

▶ O-5
筋緊張が強い乳幼児の場合,安全な咀嚼と嚥下のためには良肢位保持が最も大事なポイントとなる。腸骨をしっかりとクッションチェアやバギーのベルトで保持し,頸部が後屈しないようにタオルやクッションで姿勢を整える。
また,四肢の緊張が強いときは,四肢を固定したほうが落ち着く場合もあるが,子どもにとってはより苦痛を感じることもあるため,セラピストに姿勢評価を依頼する。

▶ O-11
抗てんかん薬によっては副作用として,食欲の低下がみられる。そのため,抗てんかん薬の量や種類に変更があった場合には,食欲と摂取した食事量を必ず確認する。

▶ C-2
VF 検査の結果をもとに GER(胃食道逆流)の評価を行い,誤嚥しにくい角度調整を行う。介助する人が変わっても同じ角度になるよう,クッションチェアやバギーに角度の目印をつけておくとよい。

▶ C-6
アテトーゼ型の乳幼児は,咀嚼や嚥下の際に呑気することがあり,嘔気や嘔吐の原因になる。呑気があるときはいったん食事を中止して排気させる。

▶ C-8
乳幼児は体内水分量が多いため,容易に脱水傾向になりやすい。特に筋緊張が強いときは,発汗によって体内の電解質バランスが崩れるため,こまめな水分補給(経口摂取が難しいときは,経管栄養チューブからの注入)に留意する。

▶ E-1
この時期は「食事に関心をもつ」「楽しい食事をする」ことを目標にする。子どもにいやがる素振りがあれば,決して無理強いしない。

排泄に関連する看護計画

看護ニーズ
- 脱水を起こすことなく，定期的に排尿がある
- 便秘による苦痛がない

ニーズが充足されない理由
- 不感蒸泄の増加と水分不足による尿量減少がある
- 水分不足と運動量不足による腸蠕動の低下がある

看護目標（長期）
- 腹部膨満や乏尿・便秘などの不快な腹部症状が出現しない

O-P
1. 排便状態（最終排便，性状，量，回数，便意）
2. 排尿状態（最終排尿，性状，量，回数，尿意）
3. 腹部状態（腹部膨満，圧痛の有無，蠕動運動）
4. 水分摂取状況，経口摂取状況
5. 日中の運動状況や排便体位
6. 内服薬
7. 陰部から肛門にかけての皮膚状態

C-P
1. 腹部マッサージの実施（2回/日）
2. 排便が2日間ない日は夜に下剤を内服する
3. 排便が3日間ない日にGE（グリセリン浣腸）を使用する
4. 食事とおやつのときに水分摂取を行う
5. 経口摂取が難しいときは，経管栄養チューブで水分を同量注入する
6. 日中の遊びに自発運動を取り入れて，蠕動運動を促す
7. 筋緊張の強さや不感蒸泄の多さによって，そのつど水分を摂取する
8. 陰部発赤や肛門亀裂がある場合は，洗浄後に軟膏を塗布する
9. 筋緊張が強いときは，おむつ交換時に無理に両膝開排しない

E-P
1. 排尿・排便チェック表を作成し，最終排便や排尿間隔をスタッフ全員で把握する

ケアプランのポイント（理由・根拠）

▶ O-4
アテトーゼ型で緊張が強くて発汗が多い子どもは，水分不足などから硬便になりやすいため，しっかりと水分補給を行う必要がある。

▶ O-5
坐位や立位の状態にすると努責をかけやすくなり，スムーズに排便できる場合もある。

▶ O-6
抗てんかん薬の副作用で便秘になることがあるため，腹部マッサージや温罨法，スワブなどの外部刺激を行って腸蠕動運動を促していく。

▶ C-8
肛門亀裂がある場合は，痛みによる不快感のために便意を感じただけで啼泣したり，緊張が強まる子どももいる。肛門亀裂があったり硬便の場合は，あらかじめ潤滑目的で肛門の内部と外部にしっかりと軟膏を塗布しておく。

▶ C-9
筋緊張が強い場合，おむつ交換の際に無理に両膝を開排させようとすると股関節脱臼の悪化や骨折の危険があるため，注意が必要である。

睡眠に関連する看護計画

看護ニーズ
- 規則的な睡眠パターンが確立できる

ニーズが充足されない理由
- 筋緊張による身体の痛みや，発作による中途覚醒があり，十分な睡眠時間が確保されていない

看護目標
- 中途覚醒なく睡眠することができ，睡眠不足による発作を誘発しない

O-P
1. 入眠と覚醒時間の把握（睡眠表）
2. 体位変換（3時間ごと）
3. 中途覚醒の時間帯の把握
4. 中途覚醒時の様子
5. 発作の有無
6. 筋緊張の状態
7. 日中の活動および覚醒状態
8. 入眠前の水分摂取状況
9. 排尿の有無
10. 室温などの環境調整

C-P
1. 日中にしっかり覚醒して遊びに参加する
2. 入眠前に水分を摂取する
3. おむつ交換を実施する
4. 入眠前の体位保持（腹臥位，側臥位）
5. 両膝の間にクッションを入れる
6. 室内環境を整える（室温，湿度，明るさ，音）
7. 中途覚醒時には睡眠導入剤を使用する
8. モニターを装着する
9. 中途覚醒の頻度や時間帯を把握し，入眠前の内服の量と時間を主治医と相談する

E-P
1. 睡眠表を作成し，発作・筋緊張・日中活動量・午睡と夜間睡眠との関連性を検討する
2. 中途覚醒した日に薬剤を使用しないで再入眠できたエピソードをスタッフで共有し，日々のケアに生かしていく

ケアプランのポイント（理由・根拠）

▶ O-1
中途覚醒がある子どもの場合は，睡眠パターンを把握し，発作や筋緊張との関連性を探る必要があるため，睡眠チェック表を活用する。

▶ O-2
筋緊張が強い乳幼児は，睡眠時の同一体位による身体の痛みが原因となって中途覚醒する場合もあるので，定時に体位変換を行う。

▶ C-2
乳幼児の場合，入眠前に少量の飲水（ミルクやお茶など）を行うことでスムーズに入眠に移行できる場合もある。飲水後は嘔吐や吐物による窒息予防のため，しっかりと排気を行ってから就寝介助を行う。

▶ C-5
股関節脱臼でX脚（はさみ脚）になっている場合は，脱臼進行予防と疼痛緩和のために両膝の間にクッションを挟む。

▶ C-6
入眠前にはいったん体温が上昇するため，末梢が温かくなる。その後，徐々に体温が低下してくる傾向があるので，かけ物調整や室温管理に留意し，体温調整を行う。

▶ C-8
乳幼児に睡眠導入剤や筋弛緩薬を使用した場合は，呼吸抑制の早期発見のため必ずモニターを装着する。

▶ E-2
中途覚醒した後，睡眠導入剤を使用せずに再入眠した場合は，そのエピソードを病棟スタッフで把握する。そうすることで，再入眠するためのコツやきっかけが見つかることが多く，薬を使用しなくても入眠を継続できるようになることもある。

側弯・緊張，姿勢ケア/移動介助に関連する看護計画

看護ニーズ
- 筋緊張が亢進せず，変形・拘縮などを予防する姿勢が保たれ，運動機能を促進する刺激を得ることができる

ニーズが充足されない理由
- 重い脳損傷による運動麻痺，錐体路障害，錐体外路・小脳などの運動機能に関連する部位の器質的な異常による痙性，筋緊張の亢進などがある

看護目標
- 坐位や立位時に姿勢を調整し，バランスを保つことができる

O‐P
1. バイタルサイン(体温，脈拍，呼吸)
2. 関節可動域，拘縮，側弯の観察
3. 腹部症状(GER(胃食道逆流)，腹部膨満)
4. 筋緊張度の観察
5. 発赤・腫脹・疼痛の有無の確認
6. 定頸方法の確認
7. 姿勢保持方法の確認(抱っこ，良肢位保持，クッションの位置)
8. 皮膚トラブル(発赤，水疱)の有無の観察
9. 非対称性緊張性頸反射の有無
10. クッションチェア・バギーの背面や座面の素材や角度

C‐P
1. 入眠中は3時間ごとに体位変換(側臥位，仰臥位)する
2. 閉塞性呼吸障害のときは気道確保の姿勢をとり，呼吸状態を整える
3. 37.0℃以上のときはアイスパックで2点クーリングを実施し，体温コントロールを行う
4. 坐位のときは殿部をしっかり座面につける
5. 腹臥位をとる(2回/日)
6. 筋緊張が強いときは，包み込むように抱っこする
7. 頸部が後屈しないように，クッションや枕で保持する
8. 日中はなるべく抗重力姿勢(クッションチェア，バギー，抱っこ)で過ごす
9. 四肢の緊張が強く不随意運動が激しい場合は，擦過傷や打撲に注意する
10. 呼吸停止を伴う筋緊張のときは，筋弛緩薬などの使用を主治医と検討する
11. 筋緊張が強まる場面の環境調整を行い，精神的安定を図る

E‐P
1. 良肢位保持の介助方法を統一する

ケアプランのポイント(理由・根拠)

▶ O-7
筋緊張が強い乳幼児は，反り返りが強く抱っこがしにくい。反り返りが強いときは身体を丸めるように抱っこすると落ち着きやすくなる。

▶ O-10
クッションチェア・バギーの素材によっては，熱がこもりやすかったり，皮膚トラブルの要因になったりもする。補装具類の点検と整備を毎日行う。

▶ C-5
腹臥位のときは窒息の危険性があるため，必ずモニターを装着する。

▶ C-7
筋緊張時の頸部後屈は，嚥下障害を悪化させるだけでなく，咽頭や喉頭，気管支の狭窄の原因となり，呼吸状態の悪化にもつながる。そのため，頸部を後屈させないように固定することが必要である。

▶ C-11
筋緊張が強くなる場面としては，痛みや不快感を訴えているときが代表的であるが，「楽しい」「おもしろい」といった興奮状態でも強くなる。感情による筋緊張をコントロールできない乳幼児期に遊びを提供する際には，筋緊張の反応が強く出る内容を避けることが望ましい。
また，入浴の際など寒暖差の激しい環境になることも筋緊張を強める原因となる。脱衣所と風呂場の温度を一定に保つことが望ましい。

骨折に関連する看護計画

看護ニーズ
- 骨折や脱臼による苦痛を生じない

ニーズが充足されない理由
- 変形・拘縮によって関節可動域が悪く，骨が脆弱である

看護目標
- 骨折や脱臼を起こすことなく，日常生活を過ごすことができる

O-P
1. 関節可動域の確認
2. 身体拘縮・股関節脱臼の有無
3. 筋緊張状態の確認
4. 発赤・腫脹・熱感の有無
5. 発汗状態
6. 擦過傷や内出血などの有無
7. バイタルサイン(体温，脈拍，呼吸)の確認
8. 呼吸状態の観察(SpO_2)
9. 全身の皮膚状態の観察
10. 血液データ(TP・ALP)

C-P
1. 更衣(2回/日)
2. 関節部の変形や拘縮の有無を確認する
3. 全身に触れながら，モニター値の推移を確認する
4. 更衣時には，主要関節を保持し，筋緊張が強い(もしくは拘縮している)上肢(下肢)側から袖を通していく
5. 衣服のしわを伸ばし，ジッパーなどの装飾品が直接肌に触れていないか確認する
6. 膝関節の間にクッションを入れる
7. 日光浴の実施(15分/日)

E-P
1. 更衣時には筋緊張が強くなりがちであるため，子どもがリラックスできる方法(遊びや歌)をスタッフで共有する
2. 常に骨折の可能性を考え，骨折の早期発見に留意する

ケアプランのポイント(理由・根拠)

▶ O-7
骨折していても，表面上は明らかな症状が現れないこともあるため，更衣のときに全身を触れてモニター値の推移を観察する。脈拍や呼吸数の増加が認められた場合，子どもは苦痛や痛みを感じている可能性があるため原因を探る。

▶ C-4
筋緊張が強いときに，四肢の関節を無理に伸展しようとすると骨折の危険性がある。その場合は無理に更衣をしない。または，前開きの洋服を着る。

▶ C-5
服のしわやバギーのベルトなどで発赤が生じることがある。更衣後や体位変換後は，服のしわをしっかりと伸ばし，体位保持のためのクッションは身体に強く入れ込みすぎない。

▶ C-6
筋緊張が強い乳幼児は，股関節が脱臼もしくは亜脱臼している可能性がある。おむつ交換の際に，過度に開排しすぎないように注意する。また，午睡時や夜間入眠時には，両膝の間にクッションを入れてX脚(はさみ脚)にならないように注意する。

清潔保持に関連する看護計画

看護ニーズ
- 身体の清潔が保たれる

ニーズが充足されない理由
- 発汗や流涎により，皮膚の清潔が保たれず，皮膚のバリア機能が低下する

看護目標
- 入浴や清拭により，皮膚の発赤や湿疹が生じない

O-P
1. 皮膚状態（発赤・湿疹・擦過傷などの有無，湿潤もしくは乾燥部の把握，アトピー性皮膚炎などの皮膚疾患の有無）
2. 体温調整
3. 発汗状態
4. 筋緊張状態の把握
5. 衣類などの繊維による皮膚過敏性の有無
6. 入浴・清拭の頻度

C-P
1. 入浴（3回/週），清拭（毎日）
2. 洗顔と陰部洗浄（2回/日）
3. 更衣（2回/日）
4. こもり熱による発汗量の増加を避けるため，衣類調整および空調管理による体温調整を行う
5. 発汗したらすぐに更衣を行う
6. 入浴時に湿潤部の保清を行う際は，十分に泡を立てて洗浄し，しっかりと乾かす
7. 入浴後は，乾燥部に保湿剤を塗布する
8. 汗疹発生時は，皮膚を清拭した後に処方されている軟膏を塗布する

E-P
1. 汗疹などの皮膚状態の観察とケアを行うために，チェックシートを作成して，職員間での皮膚状態把握を統一する

ケアプランのポイント（理由・根拠）

▶O-2
アテトーゼ型脳性麻痺の乳幼児は，筋緊張が強くなると体温が容易に上昇しやすく，いったん上昇した体温は解熱しにくいため，体温コントロールが必要である。また，体温の上昇に伴って多量の発汗があるため，汗疹が発生しやすくなるので，こまめに保清ケア行う。

▶O-5
乳幼児は，衣類などの繊維によって皮膚過敏性が高まり，瘙痒感や湿疹，擦過傷などの原因になることがある。特に衣類のタグなどのナイロン素材のものはあらかじめ除去しておく。

▶C-6
皮膚の汚れを洗浄するためには，石鹸やボディソープなどをしっかりと泡立て，皮膚を強くこするのではなく，汚れを優しく拭き取るように洗うことがポイントである。洗った後は洗浄剤をシャワーでしっかりと洗い流す。

▶C-7
入浴後は皮膚表面の水分が蒸発するため，乾燥傾向になりやすい。そのため，アトピー性皮膚炎などで皮膚が乾燥しやすい乳幼児には，入浴直後に保湿剤を塗布する。

発達を促すケアに関連する看護計画

看護ニーズ
- 施設職員との愛着が形成され，コミュニケーションをとることができる

ニーズが充足されない理由
- 施設という集団生活のなかで乳幼児期の成長・発達のプロセスを経る

看護目標
- 施設職員との愛着が育まれる

O-P
1. 楽な体位の把握（坐位，側臥位，腹臥位）
2. 聴覚の把握
3. 視覚と視野の把握
4. 自発運動がある部位，麻痺部位の把握
5. 表情やサインの読み取り
6. 音楽や運動の好みの把握
7. コミュニケーションの方法
8. 音過敏と光過敏の有無
9. 1歳6カ月と3歳時に精神発達検査（新版K式発達検査）

C-P
1. 子どもの目線に合わせて声かけを行う
2. 抱っこやくすぐりなどのスキンシップを一対一でしっかり行う
3. 感覚遊びを行う（プラネタリウム，音楽，小麦粉粘土など）
4. 身体運動を伴う遊び（シーツぶらんこ，ボールプール，体揺らしなど）
5. 飛び出す絵本の読み聞かせ
6. 全身マッサージを行いながらくすぐる
7. 散歩しながら日光浴を行う
8. 入浴時に泡風呂に入る
9. 保育士との情報の共有
10. セラピストとの情報の共有

E-P
1. 子どもの遊びや生活の様子を保育士やセラピストと共有する
2. セラピストに心理面での発達評価を依頼し，病棟でのかかわりに生かす

ケアプランのポイント（理由・根拠）

▶ O-3
脳室周囲白質軟化症（PVL）は，弱視や視野狭窄を伴う場合がある。視覚や視野は，子どもの発達に大きな影響を及ぼすので，正確に把握する必要がある。また，視野によって遊び方の工夫を行う。

▶ O-6
セラピストと情報の共有を行い，場面の違いによる子どものさまざまな反応を知っておく。

▶ O-8
音過敏や光過敏の子どもは急に大きな音が鳴ったり，光ったりすると，てんかん発作を誘発することがあるので注意が必要である。

▶ C-2
乳幼児の発達課題は基本的信頼感の獲得であるため，目を合わせて声かけをしたり，抱っこやスキンシップなどのかかわりを行う。また，集団生活のなかで職員との愛着を育むため，一対一でのかかわりの時間を設けることも重要である。

▶ C-6
緊張が強い子どもの場合，楽しいという感情によって興奮したときに，息止めをしてチアノーゼを引き起こしたり，よりいっそう緊張が強くなることがある。子どもの反応を見ながら遊び方の工夫を行う必要がある。

てんかんに関連する看護計画

看護ニーズ
- てんかん発作を起こさない

ニーズが充足されない理由
- 発作パターンが定まらず、発作の早期発見が難しい

看護目標
- 確実に抗てんかん薬を内服し発作を起こさない

O-P
1. バイタルサイン(体温，脈拍，呼吸)のチェック(各勤務ごと1回)
2. 睡眠状態
3. 便秘などの不快症状の有無
4. 活気(視線が合うか，脱力していないか)
5. 食欲
6. 内服薬の種類，内服時間と量の確認
7. 発作時の指示の確認
8. 嘔気・嘔吐の有無
9. 脳波波形
10. 血液データ(血中濃度，肝機能)

C-P
1. バイタルサインの測定
2. 発作パターンの観察を行う(部位，症状，時間，バイタルサイン，環境，チアノーゼの有無，発作後の状態)
3. 睡眠リズムを整えるために，日中活動を充実させる
4. 抗てんかん薬は，毎日同じ時間に確実に内服する
5. 抗てんかん薬を内服後30分以内に嘔吐した場合は(医師に確認後)，再投与する
6. 抗てんかん薬の副作用の有無を観察する(脱力傾向，便秘，傾眠など)
7. 発作表の記入を行う
8. 呼吸抑制を伴う重積発作の場合は，酸素をマスクで流し，坐薬などを使用する
9. それでも頓挫しない場合はドクターコールをして，ルート確保の準備を行う

E-P
1. 多職種に，発作が起きた場合の対応を伝えておく
2. 重積発作が起きた場合の対処方法を病棟で共通認識しておく

ケアプランのポイント(理由・根拠)

▶ O-4
明らかに発作とわかる症状が現れなくても，「元気がない」「食欲がない」「不機嫌である」といった症状が発作の前兆である可能性がある。元気がない場合は，発作の対応をすぐにできるように必要物品を準備しておく。

▶ O-6
けいれん発作の予防には，抗てんかん薬を確実に内服することが重要である。抗てんかん薬にはバルプロ酸ナトリウム(デパケン® シロップ)のような水薬とクロバザム(マイスタン®)のような散剤，フェノバルビタール(ワコビタール®)のような坐薬の剤形がある。その子どもに合った薬剤形態を医師や薬剤師と相談する。

▶ C-2
乳幼児の場合は，発作のパターンが決まっていないこともあるため，日々の観察が重要になる。

▶ C-4
抗てんかん薬の内服時間は食後内服の指示であることが多いが，乳幼児で筋緊張や嚥下障害がある子どもの場合，食事の終わりころになると疲れて眠ってしまったり，嘔気が出現する子どもがいる。その場合には，食事が進みだしたころを見計らって，ジュースなどに溶いて内服させる。カルバマゼピン(テグレトール®)はグレープフルーツジュースと一緒に内服すると効果が強まるので，グレープフルーツジュースの成分が入っている飲料水と一緒の内服は避ける。

▶ C-6
発作の状態や血中濃度・脳波を見極めながら内服する抗てんかん薬を微量ずつ調整したり，薬の種類を変更していく時期である。この時期には，血中濃度と副作用を含めた子どもの状態を細かく観察していくことが重要である。

ケアの際に大切にしたいこと

　医療型障害児入所施設に長期入所する子どもは，ゆうくんのように親の養育困難が主訴となり，児童相談所が介入した後に入所するケースが多い。長期入所した子どもは，親の生活が落ち着いて在宅生活を送ることが可能になれば，また在宅に戻るケースもある。その一方で，医療型障害児入所施設でそのまま成長・発達し，成人施設（療養型介護施設）に移行するケースもある。ゆうくんのように長期入所したケースの看護計画の大きな目標は，「①子どもが安心して生活できる，②子どもが健やかに成長・発達できる，③親への援助を途切れることなく行う」である。

①子どもが安心して生活できる

　親と一緒に生活することができない乳幼児にとって，施設環境が子どもにとって安心できる生活の場であることが重要である。居室空間の様子，見知らぬ職員，多くの人たち（医療関係者，ほかの利用者や家族）とのかかわりなど，乳幼児によっては未体験のことばかりである。まずは，子どもが安心できるハード面とソフト面の環境づくりが必要である。乳幼児が環境に慣れない間は，頻回に発作を繰り返したり，食欲不振になったり，啼泣が続くこともある。乳幼児期の子どもに対して，積極的に声かけをしたり，スキンシップを行って安心感を与えることが重要である。

②子どもが健やかに成長・発達できる

　長期入所の場合は，在宅の生活環境が整わないかぎり施設での生活が続くことになる。そのため，子どもが大人の愛情に包まれて健やかに成長・発達できるように援助する。子どもの反応や表情（うれしい，楽しい，怖い，寂しいなど）を職員全員で共有することが大切である。そして，子どもがもっている力をさらに伸ばしていけるように多職種と連携して，かかわり方を検討していく。また，個別支援と集団支援の両方の視点から子どもにかかわり，発達を促していく。子どもがアピールしているサイン（表現）を見落とさないようにする。施設職員は長期にわたって子どもとかかわっていくことになる。しかし，特定の職員だけがその子どもの一生を看ていくことは不可能であるため，「施設内でその子どもの成長・発達をつなぐ」という役割を担っているという自覚をもつことが必要である。成長・発達の様子をしっかりと看護記録や療育記録に残し，子どもにかかわる職員すべてが同じ情報を共有できるようなシステムをつくることが重要である。

③親への援助を途切れることなく行う

　子どもを施設に預けることに自責の念を抱いている親がいたり，それとは反対に，子どもがいない生活が確立して面会に来ない親もいる。なかには，虐待疑いで子どもを引き取ることができない親もいる。それぞれの親の背景を十分に理解したうえで，親に対しての援助を行っていく必要がある。子どもの誕生日に写真を添えて手紙を書いて出したり，衣類の新調を依頼するなど，子どもの成長を伝えるような連絡を行う。

MEMO

NICU 退院時～乳児期

在宅

医療型障害児入所施設に検査入院している染色体異常児の事例

患者データ

ももちゃん　女児　1歳5カ月　身長 61.3 cm　体重 7.1 kg

- **診断名**　18トリソミー症候群（エドワーズ症候群），心室中隔欠損症，慢性呼吸不全，慢性心不全
- **障害名**　体幹機能障害，摂食嚥下障害，知的障害
- **大島分類**　1　　**横地分類**　B1
- **超重症児スコア**　26（レスピレーター：10，O_2 吸入：5，6回/日以上吸引：3，経管：5，更衣と姿勢修正を3回/日以上：3）
- **家族構成**　両親（40代後半）との3人暮らし
- **出生時**

　妊娠期より胎児の発育不全を指摘されていた。妊娠30週で 1,200 g にて出生し，出生直後に顔貌の特徴より18トリソミー症候群疑いと診断される。

背景と経過

　出産日に主治医から「長くは生きられない可能性がある。同じ病気で，1週間で亡くなる子どももいる」と病状説明を受けた両親は，当初はショックを受けて悲しみにくれていた。しかし，父親と母親が話し合った結果，「せっかく生まれてきてくれたから，精一杯生きてほしい。短くてもいいから家族一緒の時間を過ごしたい。生きるための医療を受けたい。家に連れて帰りたい」と主治医に伝えた。その後，心室中隔欠損症の左右短絡疾患に対して，肺動脈絞扼術の姑息手術を受け，酸素化が安定してきた。術後の経過が落ち着いた生後2カ月のときに在宅移行する。現在，必要とする医療的ケアは，酸素療法，BiPAP の使用（夜間），経鼻経管栄養，吸引，浣腸である。酸素はカニューレより常時 1 L 流して，SpO_2 70～82% を推移しており，感染症に罹患することもなく落ち着いて過ごせている。両親が話しかけると笑顔で発語があるなど成長がある。家庭での主な養育者は母親である。父親は営業の仕事をしているが，週休二日制であり，帰宅後や休日にももちゃんと過ごす時間を楽しみにしている。今回は，呼吸機能評価のために医療型障害児入所施設に1週間の予定で検査入院した。

関連図

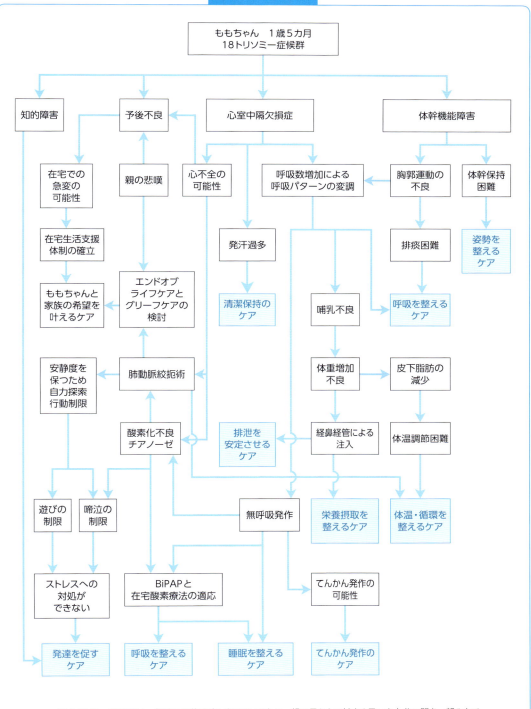

　18トリソミー症候群は一般的に予後不良とされているため，親の子どもに対する思いを十分に聞き，望みをできるだけ叶えていくような支援が求められる。ももちゃんは心室中隔欠損症に対して肺動脈絞扼術の姑息手術を受けているが，在宅酸素療法（酸素使用，BiPAPの導入）を必要としている。息苦しさは子どもの成長・発達を妨げ，さらには急変に結びつく大きな要因となるため，まずは循環動態と酸素化の安定を図る。18トリソミー症候群の子どもは哺乳力が弱く誤嚥しやすいため，確実な栄養摂取のためのケアを要する。また，酸素化不良のために活動制限があったり体幹維持機能が弱いことによって自力探索行動ができないことから，遊びやかかわり方に工夫を必要とし，発達を促すケアも重要となる。

循環・体温調整に関連する看護計画

看護ニーズ
- 身体の恒常性が維持され，安楽に生活できている

ニーズが充足されない理由
- 心疾患によって循環動態に障害が生じている

看護目標
- 循環動態と体温調整が安定して過ごせる

O-P

1. バイタルサイン(体温，脈拍，呼吸)，SpO_2 のチェック(各勤務帯2回)
2. 呼吸状態
3. 腹部状態
4. 血圧測定
5. 心雑音とチアノーゼの有無
6. 四肢冷感および体熱感の有無の確認
7. 発汗状態
8. 活気・体動の有無
9. 酸素流量のチェック
10. $EtCO_2$ および PCO_2 のチェック
11. 啼泣時の SpO_2 と脈拍の確認

C-P

1. チアノーゼが出現し，SpO_2 が通常値を頻回に下回るときは医師に報告する
2. 酸素カニューレが鼻腔で固定されているかを確認する
3. 必要時，鼻腔と口腔内吸引を行う
4. 体温が通常よりも1℃下回ったら，かけ物と室温の調整を行う
5. 体温と脈拍が通常値を下回ったら，電気毛布で保温する
6. 入浴中の急変に備えて，浴室に吸引セットやバッグ・バルブ・マスクを準備しておく

E-P

1. 自宅で酸素化が不良になった場合(SpO_2 50%以下)や急変時(呼吸パターンの異常，呼吸停止，心停止)の対処について両親と共に話し合っておく
2. 日々の過ごし方や，急変時の延命処置の方向性について，両親と十分に話し合う時間を設ける

ケアプランのポイント(理由・根拠)

▶ O-1
啼泣時には SpO_2 がさらに低値になり，チアノーゼも著明になり，循環系と呼吸系に大きなダメージを与えるため，心負荷をかけないようにケアを行うことが重要である。特にバイタルサインを測定するときは，恐怖心を与えないようにあやしながら実施する。

▶ O-5
18トリソミー症候群の乳幼児は，心疾患を合併していることが多いので，循環系のアセスメントを重視する。

▶ C-3
ももちゃんは肺動脈絞扼術の姑息手術を行っているが，酸素を使用していても SpO_2 は常時70%と低値であるため，吸引などの苦痛を伴う処置は手際よく短時間で行う。

▶ C-6
入浴は心負荷がかかりやすい環境である。入浴時間はなるべく短くし，湯の温度もぬるいほうが望ましい。

▶ E-1
いったん状態が悪化すると一気に急変するため，急変への対処方法を家族と綿密に話し合っておく。

▶ E-2
両親がももちゃんとどのように過ごしたいのかを聞き，できるだけ希望を叶えられるような方法を探る(例：写真を撮りたい，手形や足形をとりたい，散歩に行きたい，動物園に行きたいなど)。

呼吸に関連する看護計画

看護ニーズ
- 安楽な呼吸状態が維持できている

ニーズが充足されない理由
- 慢性肺疾患および心疾患（心室中隔欠損症）による呼吸不全がある

看護目標
- 酸素とBiPAPを使用することで，十分な呼吸換気を行うことができ，酸素化が安定する

O-P
1. バイタルサイン（体温，血圧，脈拍，呼吸），SpO_2
2. 呼吸状態（呼吸パターン，副雑音の有無，肺エア入り，胸郭の拡張性）
3. 酸素吸入
4. 喘鳴の有無，痰の性状
5. 腹部状態（腹部膨満，排泄の状態）
6. 啼泣時の呼吸状態
7. BiPAPの設定
8. $EtCO_2$とPCO_2測定（BiPAP装着前と装着後の2回）
9. 血液ガス像（必要に応じて）

C-P
1. 呼吸促迫状態で頻脈である場合は，安楽に呼吸できる体位をとる（抱っこ，セミファウラー位など）
2. 酸素投与を確実に行うために，酸素カニューレをしっかりと鼻腔にあてる（酸素カニューレでSpO_2が上がらないときは，マスクに変更する）
3. 通常時と啼泣時の呼吸パターンの違いを把握する
4. 喘鳴時は，指示された臨時吸入を行う
5. 吸引は短時間で実施する（吸引圧に注意）
6. 午睡時や夜間入眠時，呼吸苦出現時（浅い呼吸，努力呼吸，シーソー呼吸）はBiPAP（酸素1Lを流す）を使用する

E-P
1. 啼泣すると呼吸状態が大きく乱れ，呼吸苦が著明になったり，分泌物が増加して窒息の原因になるので，ももちゃんのあやし方を両親から情報収集しておく
2. 呼吸状態の悪化時の判断・対処方法を両親に伝えておく

ケアプランのポイント（理由・根拠）

▶ C-1
18トリソミー症候群の子どもは呼吸状態が不安定であるため，子どもが呼吸しやすい体位にすることが重要である。また，衣服やおむつで胸腹部を締めつけないように留意する。

▶ C-2
酸素カニューレは鼻汁によって詰まったり，汗によって外れたりすることが多い。また，子どもがいやがって手で取ることもあるため，肌への侵襲が低いテープを用いてしっかりと固定する。

▶ C-5
吸引は苦痛を伴う処置であるため，乳幼児の啼泣や不機嫌の原因となる。特に心疾患がある子どもには心負荷をかけないようにするため，「泣き」は極力避けなければならない。不必要な吸引は避け，どうしても吸引が必要な場合は，短時間で速やかに実施する。鼻腔吸引の際は，カテーテルではなく，オリーブ管での吸引が有効である。乳幼児は粘膜が脆弱であるため，吸引圧は弱め（10hps前後）に設定する。吸引前にバギングを行い，吸引前後にSpO_2を確認する。

▶ C-6
乳幼児がBiPAPを装着するときは，しっかりと送気を行うため，フルフェイス（顔全体をマスクで覆うもの）でフルキャップ（頭部全体を覆う固定）タイプのものが望ましい。

▶ E-2
両親への指導の際は，急変時の呼吸状態の判断方法を伝えておく。呼吸が浅くなったり，呼吸回数が多くなったり，肩や腹部が大きく上下するような呼吸が出現した場合は，すぐに病院に連絡するよう伝える。

栄養に関連する看護計画

看護ニーズ
- 必要な栄養を摂取することができている

ニーズが充足されない理由
- 咀嚼嚥下機能が未熟なため，誤嚥性肺炎になりやすい

看護目標
- 経鼻経管栄養法の注入で誤嚥することなく，満腹感を得ることができる

O-P
1. バイタルサイン（体温，脈拍，呼吸），SpO_2
2. 注入内容・量と実施時間・速度の確認
3. 胃内容物（量と性状）とエア量の確認
4. 腹部状態（排便状態，腹部膨満の有無）
5. 呼吸状態（喘鳴の有無）
6. 経管栄養チューブの長さ
7. in-out のチェック
8. 内服薬
9. 血液データ

C-P
1. 注入前に喘鳴があれば吸引を行う
2. 経管栄養チューブが胃内にあることを確認する
3. 胃内のエアをしっかり抜く
4. その子どもに合った体位で注入する
5. SpO_2が低迷し，頻脈のとき，また嘔気があるとき，啼泣があるときは注入をいったん中止する
6. 自己抜去予防のため，チューブはテープで確実に固定し，必要があれば手にミトンをはめる（注入終了後はミトンを速やかに外す）

E-P
1. 注入時はバイタルサイン，SpO_2が変化しやすく，またチューブの自己抜去の危険性もあるため，注入中は子どもから目を離さないように伝える
2. 嘔吐した場合は注入をいったん止めて速やかに吸引することと，チアノーゼや喘鳴が出現した場合はなるべく早く受診することを伝える

ケアプランのポイント（理由・根拠）

▶ O-2
18トリソミー症候群の乳幼児は心疾患を合併していることが多いため，心負荷をかけないために1日に必要な水分量と摂取カロリーを主治医に確認する。また，乳幼児は嘔吐しやすい胃形状であるため，注入は体位を整えてポンプで時間をかけてゆっくりと行う。

▶ O-9
血液データで栄養状態を適宜把握しておく。乳幼児期は成長に伴って，注入の内容物や量を変えていくことも多々あるため，微量元素のデータに注目しておく。特に乳幼児期はカルニチン欠乏になりやすいため，データを把握しておく。

▶ C-1
注入直後の吸引は嘔吐を誘発するため，必要時以外は吸引しない。

▶ C-5
注入中は痰が軟らかくなって咽頭部に上がりやすくなり，喘鳴があることがある。そのようなときは，嘔吐を誘発しやすいため，いったん注入を止めて，落ち着くのを待つ。

▶ C-6
経鼻経管栄養を行っている乳幼児は，チューブの自己抜去予防として，注入中にミトンを使用することがある。しかし，ミトン装着は身体抑制であり，子どもの遊びの獲得や巧緻性などの発達を阻害する可能性がある。ミトン装着による循環障害を引き起こすこともある。そのため，注入が終わったらすぐにミトンは外し，自己抜去予防のためにチューブを確実にテープで固定する。

排泄に関連する看護計画

看護ニーズ
- 良好な腹部状態を維持できている

ニーズが充足されない理由
- 経腸栄養剤の注入により便性（下痢または硬便）が変化する

看護目標
- 毎日，適切な量と性状の尿と便が排出できる

O - P
1. 排便状態（最終排便，便の性状・量・回数）
2. 排尿状態（最終排尿，尿の性状・量・回数）
3. 腹部状態（腹部膨満，圧痛の有無，蠕動運動）
4. 1日の水分量
5. 日中の活動状況
6. 内服状況
7. 陰部から肛門にかけての皮膚状態

C - P
1. 腹部マッサージの実施
2. スワブの実施
3. スワブ後，毎日GE（グリセリン浣腸）を使用し，全身状態の観察を行う
4. 反応便の観察
5. in-outを計算し，バランスが悪ければ医師に報告する
6. 陰部発赤や肛門亀裂がある場合は，洗浄後に軟膏を塗布する

E - P
1. いつもの便の性状を両親に確認する。硬便が続くようであれば，医師や看護師に報告するように伝える。
2. 排尿が少ない場合や，むくみがある場合にも受診するように伝える。

ケアプランのポイント（理由・根拠）

▶ O-1
18トリソミー症候群で心疾患を合併している乳幼児は，心負荷をかけないようにケアすることが最も重要である。便の性状が硬便であると努責する際に心負荷がかかる可能性があるので，排便コントロールは重要である。

▶ O-4
摂取する水分量が少ない乳幼児は，下痢をするとすぐに脱水傾向になる。下痢が続く場合の対処として，医師に補水量の指示を出してもらっておく。

▶ C-3
心疾患がある乳幼児の場合，浣腸後に反応便が排出されて直腸内圧が急激に低下すると，血圧も急に下降することがある。そのため，浣腸後は顔色や脈圧の確認を行う。

睡眠に関連する看護計画

看護ニーズ
- SpO_2 と呼吸が安定し，適切な時間に午睡と夜間睡眠をとることができている

ニーズが充足されない理由
- 循環動態が不安定であり，また胸郭運動が未熟であるため，入眠時に換気障害が生じる

看護目標
- 安全に BiPAP を装着し，酸素化が良好な状態で入眠できる

O - P

1. 入眠と覚醒時間の把握（睡眠表）
2. BiPAP の装着時間
3. 夜間入眠時の SpO_2 値と脈拍の把握
4. 呼吸状態（呼吸回数，呼吸パターン）
5. BiPAP 装着時の胸郭の拡張性
6. 日中の活動および覚醒状態
7. 室温などの環境調整
8. 入眠時の体位
9. 覚醒時の機嫌

C - P

1. 日中に覚醒して遊びに参加する
2. しっかりと入眠した後に BiPAP を装着する
3. BiPAP が確実に顔全体を覆っているか（エアもれがないか，リークが多くないか），送気がされているか，蛇腹の配置は適切かを重点的に確認する
4. 酸素チューブが BiPAP 本体に接続され，必要な酸素量が流れているかを確認する
5. BiPAP の呼気時に胸郭が上がっているかを確認する
6. 呼吸パターンが規則正しいかを確認する
7. 痰が硬いときは，BiPAP の加温加湿器ダイアル目盛りを上げる
8. 子どもの動きを想定して，蛇腹の配置を考慮する
9. 覚醒時の機嫌を確認する（CO_2 がたまったことによる頭痛の可能性を視野に入れる）

E - P

1. 両親に BiPAP の装着について困っていることがないかを確認する（装着方法，装着時間，アラーム対応など）
2. BiPAP の故障時もしくは不調時の対応について両親と確認しておく

ケアプランのポイント（理由・根拠）

▶ O-7
BiPAPを必要とする乳幼児期は，フルフェイスタイプのマスクを装着することが多い。呼吸器の加湿器で加温されるため，体温が上がり発汗しやすい状態になる。そのため室温などの環境調整を行う。

▶ C-2
BiPAP 装着をいやがることがあるため，しっかりと入眠してから装着する。

▶ C-3
リークが多い場合は，マスクが適切に顔に装着されていないことが考えられる。動きの激しい乳幼児の場合は，寝返りなどの体動でマスクがずれることがあるので，適切に顔にフィットしているかを確認する。

▶ C-8
子どもの動きが制限されないように，BiPAP の蛇腹の配置に留意する。通常は蛇腹の長さに余裕をもたせて，子どもの頭の上に設置する。

▶ C-9
夜間の酸素化が不良である場合，子どもは覚醒時に不穏状態になる（不機嫌になる，しっかりと覚醒するまでに時間がかかる，感覚や反応が鈍麻になる）ことがある。このような状態が続いた場合は，夜間に $EtCO_2$ を測定し，O_2 と CO_2 の換気状況を把握していく。

姿勢ケア/移動介助に関連する看護計画

看護ニーズ
- 抱っこや坐位の姿勢が安定している

ニーズが充足されない理由
- 筋弛緩傾向であるため体幹維持機能が弱く，坐位が安定しない

看護目標
- 良肢位が保持されることで呼吸状態が安定し，遊びの種類や行動範囲が増える

O-P
1. 筋緊張・筋弛緩の状態
2. 定頸の有無
3. 自発運動の有無
4. 坐位・仰臥位・腹臥位時の呼吸状態（呼吸パターン，呼吸回数，SpO_2，チアノーゼの有無，喘鳴の有無）
5. 日中の活動状態
6. 副雑音の有無，肺エア入り
7. 痰の性状と吸引回数
8. 酸素流量

C-P
1. 抱っこや坐位の時間を増やす
2. 四肢および体幹マッサージを行う（2回/日）
3. バギーに酸素ボンベと酸素マスク，吸引器をセットしておく
4. 日中バギーで院内散歩を行う
5. ベッド上やバギーでの体幹保持をしっかりと行う

E-P
1. 酸素カニューレやBiBAPを装着して，安全に抱っこしたり移動する方法を両親と共に考える
2. 酸素化が不良であったり呼吸リズムが乱れる体位は，なるべく避けるように伝える

ケアプランのポイント（理由・根拠）

▶ C-1
抱っこや坐位などの抗重力体勢の時間を増やすことで，消化吸収機能や腸蠕動運動を促進する。

▶ C-4
運動量の増加や睡眠リズムをつけること，さらに発達を促すために，日中はバギーに乗って外で散歩するなどし，社会体験の充実をめざす。

▶ C-5
肺動脈絞扼術の姑息手術を行った後に全身状態が落ち着くと，自発運動が盛んになってくる。手足をバタバタと動かしたり，興味があるものを触ろうとしたりするなど探索行動が活発になる。ベッド上でギャッジアップしたり，バギーに座っているときでも未定頸や体幹の保持力が弱い場合は，体幹維持が不安定になってバランスを崩して倒れる危険性があるため，クッションやベルトなどを活用して身体を支える工夫をすることが大切である。

清潔保持に関連する看護計画

看護ニーズ
- 良好な皮膚状態を維持できる

ニーズが充足されない理由
- 心疾患による多発汗のため，皮膚が湿潤傾向である

看護目標
- 汗疹やBiPAPマスクによる褥瘡をつくらず，良好な皮膚状態を保つことができる

O - P
1. 全身の皮膚状態の観察（発赤・腫脹・熱感・湿疹の有無）
2. 発汗状態
3. バイタルサイン（体温，脈拍，呼吸）の確認
4. おむつかぶれの有無

C - P
1. 入浴（毎日）
2. 更衣（2回/日）
4. 起床後にBiPAPを外したときに，頭部・頸部・顔面の発赤および発疹の有無を確認する（特にフルフェイスマスクのシリコン部に発赤が発生しやすい）
5. 入浴時には泡を立てて身体を洗浄し，十分に泡を流した後，しっかりと乾かす
6. 入浴後は，乾燥部に保湿剤を塗布する

E - P
1. 入浴中も酸素は必要であるので，入浴中には顔色を十分に観察するように伝える

ケアプランのポイント（理由・根拠）

▶ C-4
BiPAPのマスクが皮膚に密着している箇所は特に発赤が生じやすい。発赤が続く場合には，接触部にハイドロコロイドドレッシング（デュオアクティブ®）などの被覆材を貼用する。

▶ C-6
乳幼児は発汗により汗疹が発生しやすいので，入浴の際には汗を洗い流し，水気をよく拭きとってから軟膏を塗布する。

発達を促すケアに関連する看護計画

看護ニーズ
- 遊びや人とのかかわりが楽しいと感じることができている

ニーズが充足されない理由
- 酸素療法を必要とし，筋状態が不均衡であるため自力探索行動が難しい

看護目標
- 好きな遊びのレパートリーが増えて，大人と楽しく遊ぶことができる

O-P
1. 楽な呼吸ができる体位の把握（坐位，側臥位，腹臥位）
2. 聴覚と視覚の把握
3. 自発運動の有無
4. 表情
5. 音楽や運動の好みの把握
6. コミュニケーションの方法
7. 両親が希望する子どもとのかかわり方（遊び方や養育方法を含む）の把握

C-P
1. 遊びの環境整備を行う
2. 感覚遊びを行う（プラネタリウム，音楽，小麦粉粘土など）
3. 身体運動を伴う遊びを行う（シーツぶらんこ，ボールプールなど）
4. 飛び出す絵本の読み聞かせ
5. 音が出たり，光を発するおもちゃの活用
6. 歌に合わせて身体をゆっくりと揺らす
7. 抱っこしながら声かけを行う
8. 天井からおもちゃをつるして，仰臥位でもおもちゃを見たり触ったりできるなどの工夫を行う
9. セラピストとの情報の共有

E-P
1. 自宅での遊びの様子を両親から聞き，遊びの種類や方法を広げるための工夫を伝える（手作りおもちゃ，スキンシップ）
2. 外出や宿泊旅行が行えるように情報収集などを行う
3. 臨床心理士に心理面での発達評価を依頼し，病棟でのかかわりに生かす

ケアプランのポイント（理由・根拠）

▶ O-7
予後不良とされている18トリソミー症候群の乳幼児にとって，発達を促す援助は子どもの生活をより豊かにするために重要である。子どもの表情が緩んだり，笑ったりするエピソードを両親やスタッフと共有し，子どもが少しでも「楽しい」や「心地よい」と感じることができる時間をつくることが必要である。「楽しい」という反応を共有するために，両親やももちゃんにかかわるスタッフと情報交換ノートを作成して活用することも有効である。

▶ C-1
酸素吸入やBiPAPなどの人工呼吸器を使用している場合が多いため，遊びのときはチューブや配管の位置に留意する。

▶ E-2
両親が子どもに対して，どのようにかかわりたいか希望を聞き，両親の希望にそえるような遊び（外出や旅行を含める）を共に考える。

てんかんに関連する看護計画

看護ニーズ
- てんかん発作を起こすことなく生活できている

ニーズが充足されない理由
- 一般的に 18 トリソミー症候群はてんかんの合併が多い

看護目標
- てんかん発作が起きたときに適切なケアを受けることができる

O-P
1. バイタルサイン(体温,脈拍,呼吸)のチェック(各勤務帯 2 回)
2. 睡眠状態(無呼吸発作の有無)
3. 呼吸状態(呼吸パターン,呼吸回数,SpO_2,チアノーゼの有無)
4. 活気・体動の有無
5. 内服薬の種類,内服時間と量の確認
6. 発作時の指示の確認
7. 嘔気・嘔吐の有無
8. 脳波波形
9. 血液検査データ(血中濃度,肝機能)

C-P
1. バイタルサインの測定
2. 発作パターンの観察を行い,発作ノートに記載する(部位,症状,時間,バイタルサイン値,環境,チアノーゼの有無,発作後の状態)
3. いつもと違う動きがあれば,発作表に記載しておく
4. 抗てんかん薬を内服後 30 分以内に嘔吐した場合は,医師に報告し,再投与する
5. 抗てんかん薬の副作用の有無を観察する(脱力傾向,便秘,消化吸収状態)
6. 呼吸抑制を伴う場合は,気道確保して酸素流量を上げ,すぐに主治医をコールする
7. 重積発作時の酸素投与量と使用坐薬を主治医に確認しておく

E-P
1. 両親にあらかじめ予想される発作の動き(眼振,ピクつき,呼吸の乱れ,チアノーゼ,一定のリズムをもった動き,呼名反応)などを説明しておく
2. 両親に発作表の記入の仕方を説明する
3. 緊急時の対応を両親と確認しておく

ケアプランのポイント(理由・根拠)

▶ C-2
明らかに発作とわかる症状が出なくても,「元気がない」「食欲がない」「不機嫌である」といった状態が発作の前兆である可能性もある。元気がない場合は,発作の対応がすぐにできるように必要物品を準備しておく。

▶ C-6
18 トリソミー症候群の乳幼児は呼吸状態に問題がある場合が多いので,発作が起きた場合は速やかな気道確保と酸素投与が必要である。

ケアの際に大切にしたいこと

18トリソミー症候群の乳幼児は一般的に予後不良といわれているため，出生直後からエンドオブライフケアと家族のグリーフケアを視野に入れた援助が行われる。その一方で，肺動脈絞扼術などの手術が功を奏して成長・発達していく子どももいる。

家族に対する援助としては，今後のももちゃんの病状に関して丁寧な説明を行いながら，精神的フォローを行う。ももちゃんに対しては，ももちゃんが両親からの愛情を受けて子どもらしく楽しく生活できるように，また，できるかぎり身体的な苦痛を感じることがないようにケアを行うことが必要である。

① 苦痛を感じない心地よい時間をつくる

心疾患によって酸素化が不良であることから，常に呼吸苦を感じやすい状態にある。呼吸状態が悪化すると全身状態も一気に悪化していくので，まずは呼吸状態を安定させる援助を行う必要がある。乳幼児の主な自己表現の一つである「泣き」も心負荷をかけることになる。身体的な苦痛を緩和するために，夜間のBiPAP装着は，ももちゃんが深く寝入ってから装着することや，便秘で腹部不快感を感じることがないように排便コントロールを日々行うなどがあげられる。このように，ももちゃんの状態を観察しながら，心地よい状態で生活することができるための援助を行う。

乳幼児期は身近な大人との基本的信頼関係を築く時期でもある。苦痛や空腹による泣きだけではなく，甘えや寂しさなどの感情を泣くことで伝えることも多々ある。抱っこをしたり，身体に優しくトントンと触れるなどのスキンシップを行うことで，ももちゃんが心地よく安心を感じることができる空間と時間をつくる。

抱っこして絵本を読んだり，一緒に歌を歌ったり，おもちゃで遊んだり，バギーで散歩をするなど，遊びのバリエーションを増やして発達を促していく。また，苦痛を伴う吸引や採血などの処置は激しく啼泣することがあるので，処置後には抱っこして散歩したり，好きなおもちゃで遊んだりするなどして，早く泣きやむための援助を行う。

② 家族が安全に医療的ケアを実施できる

ももちゃんは酸素療法を必要とし，夜間はBiPAPを使用している。自宅で医療的ケアを行う家族の不安や負担を軽減するために，在宅でのサポート体制（吸引チューブなどの医療物品が不足していないかなどの確認，BiPAP不調時の緊急連絡体制づくりなど）を構築していく。また，急変時の対応として，救急車（消防署）の要請方法，病院への連絡方法などをあらかじめ家族と相談して決めておく。

③ ももちゃんと家族の希望を叶える

出生直後のわが子が予後不良と診断された家族の悲嘆や苦悩は計り知れない。看護師には家族の悲しみや苦しみに寄り添うと同時に，家族の思いや希望を細やかに聞いていくことが求められている。NICUを退院して自宅に戻るとき，自宅での生活が落ち着いてきたときなど，それぞれの時期に家族が子どもにどのようにかかわっているのか（どのようにかかわりたいか）を聞いていく。そして，家族の希望がなるべく実現できるように看護計画を作成していくことも必要である。

エンドオブライフケアを行うと同時に，肺動脈絞扼術が成功して循環動態が比較的安定しているももちゃんの今後の成長・発達を見据えた看護計画も必要である。また，延命に対する家族の意思決定は，子どもの成長・発達や，そのときの状態によって変化していくこともある。したがって，外来受診や短期入所などの際に，そのときの家族の思いや希望を把握しておくことが必要である。

乳児期〜幼児期

長期入所

虐待による頭蓋骨骨折，硬膜下血腫後遺症の事例

患者データ

けいくん　男児　3歳0カ月　身長97.3 cm　体重15.2 Kg

診断名　頭蓋骨骨折，急性硬膜下血腫
障害名　肢体不自由，言語機能障害，咀嚼嚥下機能障害，知的障害
大島分類　3　**横地分類**　B3
超重症児スコア　非該当
家族構成　父親（20代前半，拘留中），母親（20代前半），母方祖母（母親と同居）
出生時
　特に問題なし。

背景と経過

　2歳7カ月のときに，自宅アパートの階段上部から転落し，頭部を強打した。頭蓋骨骨折，硬膜下血腫があり，減圧開頭術などにより一命をとりとめた。意識障害は4週間続いた。

　目撃者の証言により，父親が突き落としたことが判明し逮捕となった。現在，取り調べのため拘留中である。日常的にけいくんに対するいやがらせ，暴言が続いていたと考えられる。母親はそのような父親に何も言えず，誰にも相談できずにいた。乳幼児健診，予防接種などは行えており，支援の対象者にはなっていなかった。

　両親共に高校中退であり，昼夜問わずアルバイトをしていた。母親も日中，祖母にけいくんを預けてインターネット関係のアルバイトをしていた。

　けいくんは，急性期病院での4カ月間の治療を終えて，回復期リハビリテーションおよび保護目的で長期入所となった。四肢麻痺（左＞右），言語障害，摂食嚥下障害がある。坐位がとれるようになり，現在，立位〜歩行に向けてリハビリテーションを週4回行っている。また，ペースト食から摂食嚥下訓練を開始したところである。うとうとしているか，目が覚めても機嫌が悪いことが多い。

　母親は週に2回ほど，祖母と一緒に来院している。来院時は，一緒に訓練に行ったり，保育活動に参加している。デイルームにけいくんを連れて出てきているが，機嫌の悪いことが多いけいくんにはあまりかかわらず，ほかの子どもたちと一緒に遊んでいることが多い。母親は将来，けいくんの父親とは縁を切ってけいくんを引き取り，自立したいと考えている。

関 連 図

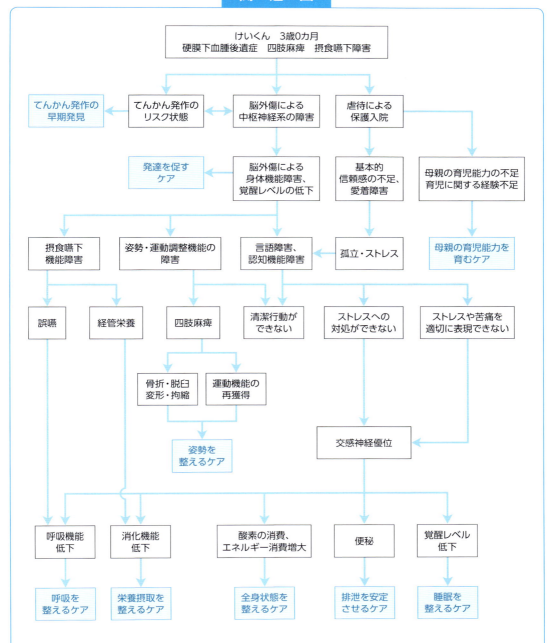

　けいくんは後天性脳損傷による脳機能障害，運動や認知発達の遅れがあり，脳機能の回復を促すケアや，成長・発達を促すケアを行う必要がある。脳機能障害や発達の遅れは，さまざまな身体機能成熟の遅れや機能障害をもたらし，日常生活を送るために必要なセルフケアの不足が生じる。したがって，セルフケア不足に対するケアの必要がある。

　けいくんは被虐待児であり，受傷前の生活も安心できる環境とはいえず，ストレスが高い生活を送ってきた。また，乳児期の発達課題である基本的信頼感を獲得していない可能性も考えるので，ストレスへの脆弱性が高いと考えられる。また，ストレスに対して自ら回避し，対処することも困難である。ストレスを緩和することや，ストレスによるさまざまな身体症状が生じないように，呼吸機能の観察とケア，バイタルサインの変化や変動の観察とケア，水分出納バランスの観察とケア，睡眠・覚醒リズムの観察とケアが重要となる。

　母親は，受傷前のけいくんとの生活のなかで，両親で協働し次世代を育成する能力や，けいくんの父親のマルトリートメントに対して対応できずにいたことから，育児の能力が十分に備わっているとはいえない。したがって，入所による保護という，けいくんと母親の安全が保障されているなかで，母親が安心してけいくんとかかわることで，母親の育児能力を高めていく支援が重要となる。

全身状態に関連する看護計画

看護ニーズ
- 体温などのバイタルサインが安定し，日常生活を安全・安楽に過ごすことができる

ニーズが充足されない理由
- 重い脳損傷のために，体調の悪化や痛みや苦痛があっても表出が困難である。また，不快な刺激などを回避したり，ストレス対処ができない

看護目標
- バイタルサインの変化がなく，過ごすことができる

O-P
1. バイタルサイン（体温，脈拍，呼吸），SpO₂の測定 1～2回/日
2. 血圧測定（適宜）
3. 一般状態の観察（顔色，機嫌，表情，筋緊張）

C-P
1. 長期入所日より1週間程度は，体温，脈拍，呼吸，血圧の測定は4回/日行い，平均的なバイタルサインの値と変動の範囲を記録し，評価する
2. 3～6カ月ごとに，1週間程度，4回/日の測定を行い，生理機能の状態を評価する
3. バイタルサインに変動があった場合には，ほかの徴候の有無を観察し，時間をおいて再検する
4. バイタルサインが異常値を示し，かつ継続する場合には，その要因をアセスメントし，医師に報告する
5. 普段と異なる負荷がかかる活動を行う際には，活動前・中・後にバイタルサイン測定を行う
6. 負荷，活動，ストレスによるバイタルサインの変動をスタッフ間で共有する

E-P
1. 入所中のバイタルサインの値や，顔色，機嫌，表情，筋緊張，また，ケアを行っているときの，けいくんの様子や反応を含めて，観察した内容を母親に伝えていく
2. バイタルサインの測定方法と，値が示すけいくんの状態について母親に解釈を伝えたり，母親にケアの実施を促すことで，母親とけいくんの相互作用を促す

ケアプランのポイント（理由・根拠）

▶ O-1
長期入所中であり，バイタルサインが安定していれば，定時の検温は1～2回/日でもよい。ただし，普段と異なる様子があるときは，普段より頻回に測定する。
呼吸に関連する問題がなければSpO₂測定は適宜でよい。

▶ O-3
普段との様子の違い，ちょっとした変化に気づくように観察することが重要である。

▶ C-1
入所時に生理機能評価を行うことで，身体機能の状態や成長・発達を評価することができる。

▶ C-2
長期入所の場合は，ケースカンファレンスごとに成長・発達や日常生活の状況を評価し，サマリーを作成するとよい。

▶ C-5
普段より負荷の多い活動を行う際には，リスク管理目的に，活動前・中・後でバイタルサイン測定を行い，活動や負荷によるバイタルサイン変動のアセスメントをする。

▶ E-2
母親は，以前とは異なるけいくんの姿や様子・反応に対して，けいくんとの距離感，けいくんに対する恐れ，あるいは自責の念など複雑な思いを抱いている場合もある。母親の心情をアセスメントしながら，けいくんへのケアへの参加を促す。母親とけいくんの相互作用を促していく。

呼吸に関連する看護計画

看護ニーズ
- 効果的なガス交換により必要な酸素が供給され，安楽な呼吸が保たれる

ニーズが充足されない理由
- 摂食嚥下機能の回復過程にあり，唾液の気道への流れ込みによる慢性気道炎症，気道攣縮，摂食中の誤嚥等による肺炎などの可能性がある

看護問題
- 呼吸数，深さが普段とかわりなく，喘鳴がない

O-P
1. 1〜2回/日のバイタルサイン（体温，脈拍，呼吸）測定
2. 普段と異なる様子があればSpO_2を測定する
3. 一般状態として，顔色，機嫌，表情，筋緊張を観察する
4. 長期入院直後，生理機能評価時には，呼吸の深さ，呼吸音，左右差を確認する

C-P
1. 呼吸状態に変動があった場合には，ほかの徴候の有無を観察し，時間をおいて再検する
2. 鼻汁や痰などの気道分泌物が多い場合には，上気道感染のほかの徴候と併せて観察し，気道が閉塞しないように，適宜吸引などを行う
3. 摂食嚥下訓練など，呼吸状態が変化する可能性がある訓練や活動を行う際には，前後にバイタルサインの測定，SpO_2の測定を行い，実施中もSpO_2をモニタリングする
4. 摂食嚥下訓練後などに，喘鳴が増強する，気道分泌物が増加するといった様子がみられる場合には，呼吸状態に留意する

E-P
1. 呼吸状態について，バイタルサインや顔色，機嫌，表情，筋緊張なども含めて，観察した内容を母親に伝える
2. 心配なことやわからないことはないかを確認し，必要に応じて，ケアの方法をアドバイスする

ケアプランのポイント（理由・根拠）

▶ O-2
呼吸状態の観察結果は，体温表や経過表など，時間経過による変化がわかるように記録するとよい。
SpO_2の値は，平常時と比較して変動の範囲なのか異常値なのかを判断できるように，適宜確認をしておくとよい。

▶ C-1
呼吸について異常値が続く場合には，ほかの症状がないか観察する。

▶ C-2
上気道感染の徴候がないにもかかわらず，喘鳴がある場合には，喘息や不顕性誤嚥による気道の慢性炎症の可能性があるので留意する。

▶ C-3
摂食嚥下訓練時には呼吸状態のモニタリングを行うことが重要である。

▶ E-2
子どもの反応を伝え，母親がけいくんの様子に注意深い関心を寄せ，質の高い相互作用が行われるように促す。

栄養摂取に関連する看護計画

看護ニーズ
- ペースト食を誤嚥なく嚥下することができ，成長曲線にそった成長・発達を遂げる

ニーズが充足されない理由
- 脳損傷による摂食嚥下機能障害が生じ，経口からの食物摂取が困難である

看護目標
- 日々の生活や成長・発達に必要な栄養を適切な方法で十分に摂取することができる

O-P

1. 摂食嚥下機能（食物の認知，口唇の閉じ，舌の動き，咽頭への送り込み，嚥下反射，誤嚥の有無）の観察
2. 摂取量の確認
3. 摂食嚥下訓練時の呼吸状態の観察・確認
4. 水分出納
5. 排便（便の性状・回数など）
6. 定期的な身体計測

C-P

1. 摂食嚥下機能を評価し，機能に合った食形態の食事をオーダーする。必要に応じて，セラピストや摂食・嚥下障害看護認定看護師に相談する
2. 楽しく食事ができるように，セッティングや食事場所を工夫する（例：同年代の子どもの近くの席にする。彩りのよい盛りつけを行う）
3. ペースト食でも，食材や調理，味付けによりさまざまな味わいがあるので，一品ずつ味や香りを確かめながら，食事介助をする
4. 食事をとおして，食に対する意欲を引き出し，周囲の子どもとのやりとりを勧めるなど，脳機能の回復を促す刺激を受ける機会とする

E-P

1. 母親に対して，けいくんの摂食嚥下機能の状態を伝えながら，けいくんと母親が楽しく相互作用しながら食事ができるように支援する
2. 心配なことやわからないことはないかを確認し，必要に応じて，食事介助の方法をアドバイスする

ケアプランのポイント（理由・根拠）

▶ O-1
安全に摂食嚥下訓練を行うために，摂食嚥下機能のアセスメントを十分に行うことが重要である。

▶ O-6
定期的に身体計測を行い，成長曲線と比較することで，栄養不足による身長の伸びや体重増加の停滞がないか確認する。

▶ C-1
脳損傷後の回復期は回復スピードが早いので，摂食嚥下機能の状態を的確に把握しながら，適切な食形態を選ぶ。

▶ C-2
食事の社会的な意味を考え，楽しく食事ができるように支援する。

▶ E-1
母親の介助による食事場面は，母親とけいくんが互いにかかわり合いながら進むので，母親がけいくんのことを理解したり，けいくんが母親への愛着を深めるよい機会である。その機会を逃さずに質の高いやりとりができるように支援することが重要である。

排泄に関連する看護計画

看護ニーズ
- 正常な排泄が行われ，水分出納バランスが保たれる

ニーズが充足されない理由
- 摂食嚥下障害による水分摂取の困難により，必要水分量が確保できない可能性がある
- 水分不足やストレスによる便秘などの腹部障害がある

看護目標
- 十分な水分を摂取でき，尿量が確保されている
- 便秘・下痢などの不快な腹部症状が出現しない

O-P
1. 尿量測定，尿回数
2. 尿の色調・性状
3. in-out バランス
4. 便の性状・回数

C-P
1. 体重から必要水分量を計算し，不足なく摂取できるように，水分摂取計画を立てる
2. 発汗や流涎などにより水分喪失がある場合には，食事時間や水分補給時間にかかわらず，適宜相当量を水分補給する
3. 摂食嚥下障害により，準備した水分量よりも実際の摂取量が少なくなることも考えられるので，尿量や皮膚の乾燥などの状況から総合的に判断する
4. 排便習慣が確立するように，朝食後などに排便誘導する

E-P
1. 母親が来院した際に，水分摂取や排便誘導の重要性，水分出納バランスについて伝える
2. 心配なことやわからないことはないかを確認し，必要に応じて，ケアの方法をアドバイスする

ケアプランのポイント（理由・根拠）

▶ O-3
重症心身障害児は，自らストレス対処ができないので，ストレスにより抗利尿ホルモンが多く分泌され，尿量が減少することがあることをふまえ，水分出納バランスの経過を観察することが重要である。

▶ E-1
発汗や流涎などによる水分の喪失，摂食嚥下障害による水分摂取の困難などにより，必要水分量の確保が難しいことを母親と共有する。

睡眠に関連する看護計画

看護ニーズ
- 十分な睡眠が確保でき，日中の活動に参加できる

ニーズが充足されない理由
- 重い脳損傷による睡眠中枢障害の可能性があり，自ら活動と休息のバランスやタイムスケジュールを調整することができない

看護目標
- 日中に覚醒した状態で訓練などの活動に参加し，夜間に深い睡眠をとることができる

O-P
1. 日中および夜間の睡眠状況の観察
2. 日中の過ごし方や覚醒レベルの観察
3. 覚醒-睡眠移行時の様子の観察および睡眠移行を妨げる要因のアセスメント
4. 夜間覚醒がある場合には，覚醒理由の観察

C-P
1. 睡眠・覚醒リズムの障害の程度や成熟状況，睡眠障害の有無を評価する
2. 日中に活動し，夜間に睡眠できるように活動スケジュールを整える
3. 夜間睡眠時の環境，ベッドの硬さや光の程度，かけ物の量や質，衣類の量や質を確認する
4. 日中，特に朝は十分な光が届くように，光量を調整する
5. 入眠時は，不必要な電気は消し，睡眠ホルモンの分泌を促す
6. 夜間入眠中の様子を観察し，音や光への過敏性，そのほかに，睡眠を妨げる要因がある場合には環境を調整する

E-P
1. 母親に対して，睡眠状況，てんかん発作の有無，バイタルサイン(体温，脈拍，呼吸)，顔色，機嫌，表情，筋緊張なども含めて，観察した内容を伝える
2. 心配なことやわからないことはないかを確認し，必要に応じて，ケアの方法をアドバイスする

ケアプランのポイント（理由・根拠）

▶ O-1
睡眠・覚醒リズムは，生後の環境刺激によって約24時間のリズムになっていくので，睡眠・覚醒のパターンを観察することで，リズムの獲得状況や変調の有無を確認する。

▶ C-5
朝に光を浴びることや日中に覚醒し活動を行うこと，夜間は照明を落とし入眠に備えることが，睡眠・覚醒リズムに影響するので，意識的に環境を整えることが重要である。

▶ C-6
重症心身障害児は，刺激による過敏や過剰な反応，ストレスによる身体症状の悪循環，そのほかに，衣類，かけ物，気温，騒音など，さまざまな要因により夜間の睡眠が妨げられやすいので，できるだけ睡眠が妨げられない環境を整える。

姿勢ケアに関連する看護計画

看護ニーズ
- 筋緊張が亢進せず，変形・拘縮などを予防する姿勢が保たれ，運動機能を維持することができる

ニーズが充足されない理由
- 重い脳損傷による運動麻痺，錐体路障害，錐体外路・小脳などの運動機能に関連する部位の器質的な異常による痙性，筋緊張の亢進などがある

看護目標
- 坐位や立位時に姿勢を調整し，バランスを保つことができる

O-P
1. 運動機能，姿勢保持や調整能力の観察
2. 筋緊張の種類・程度・パターンの観察
3. 褥瘡好発部位が，ベッド柵や移動具にあたり，圧迫やずれが生じていないかを観察

C-P
1. セラピストと連携し，日常生活のなかで自然に運動機能向上につながる姿勢や運動，活動を積極的に行う
2. 日中の活動時には，活動が促される姿勢，坐位保持の仕方，車いすやバギーでの姿勢を確認する
3. 移動時の姿勢，手や足を身体に巻き込んで無理な肢位になっていないかを観察
4. 同一姿勢による苦痛がないように，必要に応じて約2時間，夜間は約3～4時間程度で体位変換を行う
5. 車いす乗車時，体位変換時には，骨突出部位が圧迫されていないか，骨同士がこすれあっていないかを確認し，クッションや枕で調整を行う

E-P
1. 運動機能の回復を促し，姿勢調整機能の障害により生じる随伴症状が最小限になる姿勢保持の方法を母親に伝える
2. 心配なことやわからないことはないかを確認し，必要に応じて，ケアの方法をアドバイスする

ケアプランのポイント（理由・根拠）

▶ O-1
脳損傷に伴う運動麻痺や姿勢調整障害による痙性などが生じる可能性があるので，その程度やパターンを確認する。

▶ O-3
自ら身体の位置を動かすことができないので，姿勢保持には細心の注意を払う。

▶ C-1
運動機能は，セラピストとの訓練時間のみで回復するわけではない。日常生活のなかの一つひとつの動作が重要となる。

▶ C-2
活動に向かう姿勢，リラックスする姿勢など，姿勢の構えによってポジショニングが異なる。

骨折に関連する看護計画

看護ニーズ
- 骨折による苦痛が生じない

ニーズが充足されない理由
- 自ら姿勢を調整することができないので，不適切な姿勢や運動，外力による骨折や脱臼，無理な肢位による筋肉や靱帯の損傷が生じる可能性がある

看護目標
- 転倒・転落，異常筋緊張や不適切な外力による皮膚の圧迫，ずれ，筋肉や靱帯の損傷，骨折や関節脱臼が生じない

O-P

1. 活動時の身体の動きやバランス
2. 移動時の姿勢，手や足を身体に巻き込んで無理な肢位になっていないか
3. 四肢がベッド柵や移動具にあたったり，隙間に落ちたりしないか
4. 易骨折性の指標（血中 Ca の低下などがないか），血液データに着目する

C-P

1. 活動を行う際には，転倒や転落事故を起こさないように，十分に確認してから動作を促すようにする
2. ベッド柵やベッドとマットの隙間に四肢が入りこまないようにするなど，環境を整える
3. 積極的に身体を起こしたり体重をかけることによって，全身の筋肉運動を促す。そのことによって，骨密度の増強を図る
4. 日中に日光にあたったり，骨を強化するビタミンDや微量元素を含む栄養素の摂取を促す

E-P

1. 心配なことやわからないことはないかを確認し，必要に応じて，ケアの方法をアドバイスする

ケアプランのポイント（理由・根拠）

▶ O-1
脳損傷に伴う運動麻痺や姿勢調整障害による痙性などが生じる可能性があるので，その程度やパターンを確認する

▶ O-4
活動量の低下や，栄養摂取不足などにより骨脆弱性が高まるので，血液指標にも着目するとよい。

▶ C-2
ベッドの柵と柵の間に手足が入りこむことでも骨折事故があるので留意する。

▶ C-3
活動量を増やし骨に負荷をかかえることで骨の強化につながる。

清潔保持に関連する看護計画

看護ニーズ
- 身体の清潔が保たれる

ニーズが充足されない理由
- 発汗や流涎により，皮膚の清潔が保たれず，皮膚のバリア機能が低下する可能性がある

看護目標
- 入浴や清拭により，皮膚の発赤や湿疹が生じない

O-P
1. 発汗の程度
2. 唾液などによる皮膚の汚染の有無
3. 陰部や殿部に発赤やびらんの有無

C-P
1. 受傷前の皮膚症状の有無，かぶれやすさ，かぶれやすい状況などについて情報を得る
2. 必要に応じて，かぶれにくい素材の衣類や石けん，テープを利用する
3. 発汗や唾液などにより汚れた場合は，すぐに清拭をする
4. 皮膚を観察し，必要に応じた皮膚保護材，治療薬を用いる

E-P
1. 皮膚ケアについて，実施内容を母親に伝える
2. 心配なことやわからないことはないかを確認し，必要に応じて，ケアの方法をアドバイスする

ケアプランのポイント（理由・根拠）

▶ O-1
自分で皮膚を清潔に保つことができないので，こまめに観察し，清潔に保つことが重要である。

▶ C-1
長時間の汚染による皮膚刺激，乾燥などにより，皮膚のバリア機能が低下し，発赤やびらんなどが生じる。したがって，有機物などの汚れが付着したら，なるべく早期に清拭などで除去する。

発達を促すケアに関連する看護計画

看護ニーズ
- ケア提供者や環境との相互作用をとおして脳機能が回復し，発達が促される

ニーズが充足されない理由
- 脳外傷に起因する脳損傷や脳萎縮により，発達に必要な環境との相互作用に制限が生じ，認知機能の障害および精神発達遅滞が生じている

看護目標
- 日中に覚醒している時間が長くなり，周囲の出来事や物事に興味・関心をもち，働きかけに対して適切に反応を示すことができる

O-P
1. 言葉かけや刺激に対してどのように反応しているか
2. 働きかけに対する反応や，情動に働きかけるような活動時のバイタルサイン（体温，脈拍，呼吸）の変化・変動

C-P
1. 母親から，けいくんが興味のあることや，好きなおもちゃやキャラクターを聞く
2. けいくんが好きな音楽などを流す
3. 働きかけに対するけいくんの反応の様子をうかがう
4. けいくんがリラックスしているときに，快刺激と考えられるような歌，名前の呼びかけ，乳児用のガラガラ，鈴の音などを聞かせて，反応を評価する
5. さまざまな刺激に対するバイタルサインの反応や発汗などのストレス徴候を確認し，過度な刺激は避け，休息時間を設ける
6. ちょっとしたケアや処置のときにも，五感に働きかけるようにする
7. 年齢の近い子どもの活動に参加し，子ども同士の相互作用を促す

E-P
1. 発達を促すケアについて，実施内容を母親に伝える
2. 重い障害があっても，リラックスしているときに，けいくんにとって心地よいと思える刺激を与えていくことで，感覚神経が活性化され，発達的な変化につながっていく可能性があることを伝える
3. 心配なことやわからないことはないか確認し，必要に応じて，ケアの方法をアドバイスする

ケアプランのポイント（理由・根拠）

▶ O-2
子どものサインを読み取ることが重要である。

▶ C-1
脳の可塑性により，新たな刺激に対する反応などを習得することが可能であるので，あきらめずに働きかけ続けることが重要である。

▶ C-2
重い脳損傷であっても聴覚が保たれていることが多い。

▶ C-3
けいくんにとっての適度な刺激の程度を，働きかけに対する反応から見極める。

▶ C-5
脳外傷後は過度な刺激を統合できずに，混乱し，神経が高ぶることがあるので，受け入れられる刺激を見極めながら，活動と休息のバランスを整えてかかわる。

▶ E-1・2
子どもの障害に対して，家族はあきらめてしまい，向き合うことを恐れる場合もあるので，家族による具体的な反応や働きかけの様子・状況を把握することが重要である。家族に子どもの障害やその原因にわだかまりなどがある場合には，言葉かけや働きかけを強要しない。

てんかんに関連する看護計画

看護ニーズ
- てんかん発作を起こすことなく，生活できている

ニーズが充足されない理由
- てんかん発作が生じた場合，てんかんにより正常な発達過程が阻害されるとともに，てんかん発作による日常生活の中断・制限が生じる可能性がある

看護目標
- てんかん発作が生じたときに，適切なケアを受けることができる

O-P
1. 普段と異なるような身体の動き，目の動き，表情などがないかを観察する

C-P
1. ストレスがあるときや，感染や発熱，便秘，下痢，その他，身体状態が整っていないときに発症することがあるので，このことをふまえ，日常生活を整え，ストレスを最小限にする
2. 普段と異なる上記のような動きがあった場合には，型・時刻・持続時間・状況を詳細に観察し，記録する。可能であれば動画を撮る

E-P
1. 母親にあらかじめ，てんかん発作が生じる可能性があることや，具体的な様子を伝えておく

ケアプランのポイント（理由・根拠）

▶ O-1
脳損傷がある場合には，てんかんを併発することが多い。発作として目に見える形が出現していなくても，脳内ではてんかん波が生じていることがある。このことをふまえて観察し，症状を見逃さない。異常の早期発見に努める。

▶ C-1
ストレスはてんかん発作の誘引になることがある。

ケアの際に大切にしたいこと

　けいくんは，発達が著しい幼児前期の虐待による後天的脳損傷である。非可逆的な脳損傷による意識障害，運動麻痺，摂食嚥下機能障害などさまざまな身体機能障害が生じている。また，損傷部位がはっきりしないびまん性軸索損傷を併発していることも考えられ，注意や集中，記憶など高次脳機能に関連する障害が生じる場合もある。

①けいくんが受け止められる適切な刺激をする

　意識レベルの回復とともに，昼夜のメリハリや他動的な運動，快の刺激を取り入れることで覚醒を高め，周囲への関心を引き出して脳機能の回復を促すことが重要であり，優先順位が高い。しかし，受け入れた刺激を取捨選択する機能が低下していることから疲れやすいので，適宜休息を取り入れることが重要となる。バイタルサインやけいくんの様子を観察しながら刺激の適切な強度・頻度を検討する。

②食べる機能へのケアをとおして全体的な回復を促進する

　特に栄養は，生きていくための基本的欲求であり動機づけしやすいことや，日常生活のなかの食行動として看護師がかかわることが多いので，栄養摂取を中心とした看護の展開が計画しやすい。したがって，けいくんの摂食嚥下機能の程度を評価し，多職種と協働しながら積極的に進めていくことが重要である。その際に，母親の参加を促し，母親と共に回復を見届けていく姿勢が大事であると考える。適切にかかわることで，口腔内の感覚統合不足により生じる過敏や，過敏が背景にある極端な偏食などの経口摂取にまつわるさまざまな困難の予防にもつながる。

③けいくんの基本的信頼感を育む

　受傷に至る前から，自宅内で日常的に心理的虐待あるいはネグレクト状態であったことは容易に想像できる。乳児期の発達課題である基本的信頼感が育っていない可能性が高い。したがって，安心・安全・安楽な環境を整え，けいくんの合図やサインに対して適切な応答を繰り返し，けいくんの基本的信頼感を育むことが重要である。また，近年，直接的な外力を伴わない心理的虐待やマルトリートメントであっても，ストレスによって脳実質にダメージを与えることがいわれているので，よりいっそうの手厚いケアが重要となる。

④母親とけいくんの穏やかな時間を保障することが重要となる

　母親自身も，夫であるけいくんの父親の態度に恐怖心を抱いたことも考えられる。母親の安全・安楽も確保し，安心感を抱いて過ごせるように，ソーシャルサポートが適切に得られるよう支援する。また，来院した際には，脅かされることなくけいくんとの穏やかな時間を過ごし，けいくんの反応や成長・発達に注意深い関心を寄せられるように支援することが重要である。

MEMO

乳児期〜幼児期

在宅

ウエスト症候群による精神運動発達遅滞のある事例

患者データ

りんくん　男児　2歳6カ月　身長63cm　体重6,023g

- **診 断 名** ウエスト症候群
- **障 害 名** 精神運動発達遅滞，肢体不自由，知的障害
- **大島分類** 1　**横地分類** A1
- **超重症児スコア** 8（経管：5，体位変換6回／日以上：3）
- **家族構成** 父親（30代），母親（30代），兄（5歳，保育園）との4人暮らし。母方の祖父母は，車で30分ほどの距離に住んでいる
- **出 生 時**
  36週，2,360gで出生。Apgerスコア：1分後7点／5分後9点。

背景と経過

　ミルクの飲みが悪く，定頸も遅れているため，新生児科で経過観察されていた。生後6カ月の検診時に，頭部前屈を看護師が発見し，脳波検査の結果，ウエスト症候群の診断がついた。生後7カ月でACTH（副腎皮質刺激ホルモン）療法を行った。1歳の誕生日に退院，以降在宅生活をしている。

　ACTH療法を行い，はっきりとわかる頭部前屈の発作はなくなったが，脳波上にてんかん波があり，目の動きが止まったり，ガクっと脱力するときがある。数種類の抗てんかん薬を内服している。現在，定頸はなく，筋緊張も低下している。固視・追視はない。音に対して動きを止めるような様子がある。日中もぼんやりしていることが多く，夜間に静かに目をあけていることもある。

　ACTH治療後に，経口哺乳では十分な栄養や水分が摂取できず内服も困難であるため，経管栄養チューブを挿入し，経腸栄養となった。現在，新生児用ミルク200mLを5回／日（6時，10時，14時，18時，22時）注入している。母親は，第1子出産後も公務員の仕事を続けていた。現在は3年間の育児休暇中である。父親は育児に協力的である。母方祖父母も時々自宅に来て，兄の面倒をみたり，りんくんの育児に協力していることもある。

　退院時に，短期入所の利用を強くすすめられていたが，利用していなかった。しかし，産休期間の終わりが近づくにつれて，母親は，りんくんが家族だけではなくて，ほかの人からの支援を受けられるようにしていくことが親の責任と考えるようになり，短期入所の利用に至った。

　本日より2泊3日で，医療型障害児入所施設の短期入所を初めて利用する予定である。前もって，医師や外来の看護師には，りんくんの日常生活ケアについて，細かく記した書面を渡している。

関連図

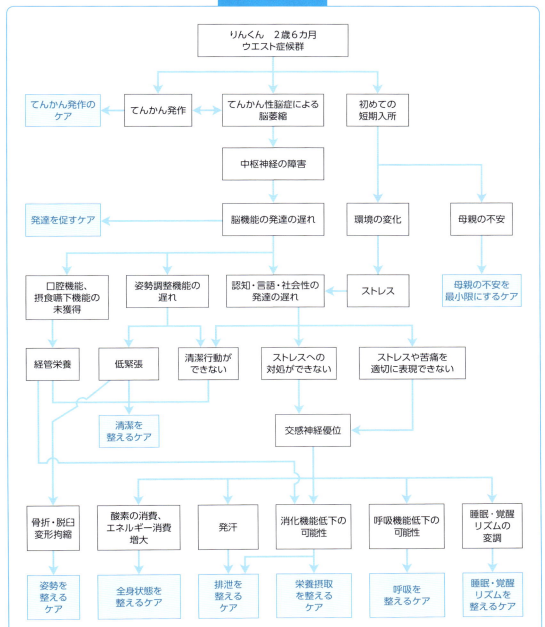

　りんくんは，ウエスト症候群という疾患をもち，てんかん発作を予防するケアや，てんかん発作時のケアが必要である．また，脳機能の発達の遅れがあり，発達を促すケアを行う必要がある．発達の遅れは，さまざまな身体機能の成熟の遅れや機能障害をもたらし，日常生活を送るために必要なセルフケアの不足が生じる．したがって，セルフケアの不足に対するケアの必要がある．

　りんくんは，短期入所を初めて経験するので，環境の変化を体験することとなる．環境の変化を最小限にするケアが必要である．また，環境の変化によるストレスが考えられるが，認知発達や言語発達の遅れにより，ストレスへの対処ができず，かつ，適切に表現することができない．これらのことから，長時間ストレス状態にさらされることによる交感神経優位状態が考えられ，酸素消費，エネルギー消費の増大，体温上昇，消化機能の低下，呼吸機能の低下，睡眠・覚醒リズムの変調など，ストレスを起因としたさまざまな症状の出現が考えられる．したがって，これらの観察とともに，症状に対するケア，あるいは，予防的ケアを行う必要がある．これらのケアは，できるだけ自宅での方法を踏襲し，変化を最小限にすることが重要である．また，母親は，りんくんに環境の変化によるストレスが生じることに対して不安を感じるので，母親の不安を最小限にするケアが重要となる．

全身状態に関連する看護計画

看護ニーズ
- 体調が大きく変動せずに，安楽に過ごすことができる

ニーズが充足されない理由
- 中枢神経系の障害により，自らストレスを回避したり対処することができず，環境の変化や，いつもと違うケアに対するストレス，ストレスにより交感神経が優位になる可能性がある

看護目標
- 体調の変化がなく短期入所し，退所することができる

O-P
1. 常時監視
2. バイタルサイン（体温，脈拍，呼吸）1日4回

C-P
1. 自宅でのケアの内容を詳細に確認する。事前に持参した母親からの情報をもとに，一つひとつのケアを具体的に確かめる
2. りんくんが好む体位，かけ物の量，衣類などを確認し，リラックスして過ごせるようにする
3. バイタルサインの測定を行い，平常時と相違がないか確認する
4. 平常時と異なる場合には，ほかの徴候の有無を観察し，時間をおいて再検する
5. バイタルサインが異常値を示し，かつ継続する場合には，医師に報告する

E-P
1. 短期入所中の顔色，機嫌，表情，筋緊張，また，ケアを行っているときの，りんくんの様子や反応を含めて，観察した内容を母親に伝える
2. 自宅で行っているケアについて，心配なことやわからないことはないかを確認し，必要に応じて，ケアの方法をアドバイスする
3. 自宅に戻った後に体調が変化することもあるので，いつでも電話連絡が可能であることを伝える

ケアプランのポイント（理由・根拠）

▶ O-1
初めての短期入所では，環境の変化が大きいこと，また，いつもと違う人によるケア，毎回異なる方法でケアすることになるため，子どものストレスが大きい。ストレスにより，交感神経が優位になり，体温の上昇などが生じる可能性がある。

▶ O-2
交感神経優位の状態が続くと，呼吸状態の悪化や消化管出血，その他，さまざまな随伴症状の悪循環が生じるので，慎重な経過観察が重要である。

▶ C-2
できるだけリラックスできるように，母親から十分に情報を得ることが必要である。

▶ C-4
測定したバイタルサインは，体温表など時間経過での変化がわかりやすいように表やグラフに記入し，平常時と比較して変動の範囲なのか，異常値なのかを判断する。異常値が続く場合には，ほかの症状がないか観察する。

▶ E-1
初めての短期入所に対する母親の不安も大きく，今回の短期入所の印象や成果が，今後の短期入所の利用にも大きく影響する可能性があるので，働きかけへの反応の様子，また，異なるスタッフで反応が変わったかどうかなどについても伝えるとよい。

呼吸に関連する看護計画

看護ニーズ
- 十分なガス交換ができ，普段と変わりなく安楽に呼吸ができる

ニーズが充足されない理由
- 環境変化によるストレスから生じる免疫能の低下，普段曝露していない病原菌やウイルスとの接触による感染などが原因のガス交換の低下，安楽な呼吸が妨げられる可能性がある

看護目標
- 安楽な呼吸ができる

O-P
1. 常時監視
2. バイタルサイン（体温，脈拍，呼吸），SpO_2
3. 1日4回聴診し，呼吸音，深さ，左右差を確認する

C-P
1. 普段の呼吸の様子について母親から詳しく聞く
2. 母親と一緒に呼吸状態を確認しながら，気になっていることなどを聞き，観察する
3. 聴診を各勤務帯1回行い，呼吸の深さ，各部位の呼吸音の強弱，副雑音の有無，左右差を確認し，評価を行う
4. 呼吸状態に変動があった場合には，ほかの徴候の有無を観察し，時間をおいて再検する
5. 普段利用していない酸素飽和度モニターを利用する場合には，母親に必要性を説明する
6. 酸素飽和度モニターが異常値を示し，かつ継続する場合には，医師に報告する

E-P
1. 短期入所中の呼吸状態について，バイタルサインや顔色，機嫌，表情，筋緊張なども含めて，観察した内容を母親に伝える
2. 心配なことやわからないことはないかを確認し，必要に応じて，ケアの方法をアドバイスする

ケアプランのポイント（理由・根拠）

▶ O-2
初めての短期入所では，環境の変化が大きく，普段曝露しておらず抗体を獲得していない病原菌やウイルスによる上・下気道感染症を発症しやすい。呼吸状態の観察結果は，体温表や経過表など，時間経過による変化がわかるように記録するとよい。

▶ C-3
酸素飽和度の値など，平常時と比較して変動の範囲なのか，異常値なのかを判断する。異常値が続く場合には，ほかの症状がないかを観察する。呼吸状態の悪化により，ストレスが高まることで，ほかの随伴症状が生じたり，悪化するなどの悪循環が生じることがあるので，楽観視せずに経過観察することが重要である。
低緊張により呼吸筋の働きに制限があるので，容易に低換気になりやすいことを踏まえる。

▶ E-1
初めての短期入所に対する母親の不安も大きく，今回の短期入所の印象や成果が，今後の短期入所の利用にも大きく影響する可能性があるので，働きかけへの反応の様子，また，異なるスタッフで反応が変わったかどうかなどについても伝えるとよい。

栄養摂取に関連する看護計画

看護ニーズ
- 経管栄養により，必要な栄養が摂取できる

ニーズが充足されない理由
- 環境変化によるストレスから生じる消化機能の低下，消化管出血など，消化機能のトラブルにより栄養摂取ができなくなる可能性がある

看護目標
- 普段と同じように，栄養を摂取することができる

O-P
1. 注入前後のバイタルサイン（体温，脈拍，呼吸）
2. 注入中は常時監視
3. 消化器症状（嘔気・嘔吐，腹部膨満，腸蠕動亢進）

C-P
1. 経管栄養チューブのサイズ，挿入の長さ，テープの貼り方，固定用テープの種類について家族に確認する
2. 自宅での経管栄養チューブの挿入位置確認の方法について母親と確認する
3. 自宅での注入の様子について母親から詳しく聞く。普段の胃内容物の量，注入中のバイタルサインや呼吸状態，腹部膨満の有無など
4. 母親と一緒に注入の準備を行い，手順を確認する
5. 胃内容物に血液やコーヒー残渣のようなものが混じったことはないか尋ねる
6. 胃内容物が多いときや，血液混入時の対応について確認する
7. 手順にそって注入を実施し，顔色や表情の変化，バイタルサインの変動，腹部膨満，嘔気・嘔吐などがあった場合には，すぐに注入を中止する
8. 注入中は，本人に合った適切な体位をとり，急激に身体を大きく動かすようなケアは行わない

E-P
1. 短期入所中の注入時の様子について，バイタルサインや，顔色，機嫌，表情，筋緊張なども含めて，観察した内容を母親に伝える
2. 心配なことやわからないことはないかを確認し，必要に応じて，ケアの方法をアドバイスする

ケアプランのポイント（理由・根拠）

▶ C-1
経管栄養は，栄養チューブの抜け，誤挿入，誤注入により，重大事故につながりやすい。このことをふまえて，本人の体格に合った経管栄養チューブのサイズや挿入の長さは，チューブの固定方法を確認する

▶ C-2
母親と一緒に挿入位置の確認を行うことで，母親の自宅でのケア方法や習熟度，知識を確認することができる。

▶ C-3
本人の胃の形状により，胃内容物の量，ガス貯留の特徴があるので，本人の特徴をよく把握することが重要である。

▶ C-5
コーヒー残渣用の胃内容物は，血液が消化液によって変化したものである。胃内容物に血液が混じっている場合に，胃内に戻すと，特徴的なにおいなどから嘔気を催すことがあるので破棄する。胃内容物を大量に破棄する場合には，必要水分量の不足につながるので，水分出納バランスに留意する。

▶ C-7
栄養摂取は，急激な血糖値の上昇，循環水分量の増加による心負荷など，身体への負担が大きいので，注入中の一般状態の観察が重要である。

▶ E-1
初めての短期入所に対する母親の不安も大きく，今回の短期入所の印象や成果が，今後の短期入所の利用にも大きく影響する可能性があるので，働きかけへの反応の様子，また，異なるスタッフで反応が変わったかどうかなどについても伝えるとよい。

排泄に関連する看護計画

看護ニーズ
- 正常な排泄が行われる

ニーズが充足されない理由
- 環境変化によるストレスから生じる不感蒸泄の増加，電解質の異常，腎機能の低下の可能性がある
- 水分不足やストレスによる便秘などの腹部障害がある

看護目標
- 十分な排尿がある
- 便秘・下痢などの不快な腹部症状が出現しない

O-P
1. 尿量・尿性状，排便の有無（注入前後，勤務開始時，勤務終了時）
2. in-out バランス

C-P
1. 母親から，おむつ交換の回数，普段の尿量，尿の色や性状，排便の頻度や便性，便秘時の対応について確認する
2. 利用開始時に，最終のおむつ交換時の尿の量や色・性状，排便の有無を確認する
3. 朝から利用開始時までの注入の量（intake の量）を確認する
4. 普段の発汗量を確認する

E-P
1. 短期入所中の水分出納バランスについて，母親に伝える
2. 心配なことやわからないことはないかを確認し，必要に応じて，ケアの方法をアドバイスする

ケアプランのポイント（理由・根拠）

▶ O-2
短期入所中は，環境の変化に伴うストレスにより抗利尿ホルモンが多く分泌され，尿量が減少することがあることをふまえ，水分出納バランスの経過を観察することが重要である。
環境変化により自律神経のバランスが崩れ，多量の発汗が生じ，普段の水分量では不足することもありうるので，水分出納バランスに留意する。

▶ E-1
初めての短期入所に対する母親の不安も大きく，今回の短期入所の印象や成果が，今後の短期入所の利用にも大きく影響する可能性があるので，短期入所中の様子を丁寧に伝える。

睡眠に関連する看護計画

看護ニーズ
- 睡眠・覚醒リズムを保つことができる

ニーズが充足されない理由
- 環境変化によるストレスから生じる交感神経の亢進により睡眠することができない可能性がある

看護目標
- 同じ時間に睡眠をとることができる

O-P
1. 睡眠・覚醒リズム
2. てんかん発作がある場合には頻度・型・誘因
3. 日中の過ごし方や覚醒レベル
4. 覚醒・睡眠移行時の様子
5. 夜間覚醒がある場合には、覚醒の理由

C-P
1. 母親から、普段の入眠時間、夜間・昼間の覚醒の様子について確認する
2. 普段の日中の過ごし方を確認する
3. 夜間睡眠時の環境、ベッドの硬さや光の程度、かけ物の量や質、衣類の量や質を確認する
4. 睡眠・覚醒リズムの成熟状況や、睡眠障害の有無を評価する
5. 日中、特に朝は十分な光が届くように、光量を調整する
6. 入眠時は不必要な電気は消し、睡眠ホルモンの分泌を促す
7. 夜間入眠中の様子を観察し、音や光への過敏性、その他、睡眠を妨げる要因があるかどうか観察する

E-P
1. 短期入所中の睡眠の様子について、睡眠状況、てんかん発作の有無、バイタルサイン（体温、脈拍、呼吸）、顔色、機嫌、表情、筋緊張なども含めて、観察した内容を母親に伝える
2. 睡眠・覚醒リズムを整える具体的な方法について伝える
3. 心配なことやわからないことはないかを確認し、必要に応じて、ケアの方法をアドバイスする

ケアプランのポイント（理由・根拠）

▶ O-1
睡眠・覚醒リズムは、生後の環境刺激によって約24時間のリズムになっていくので、そのこの睡眠・覚醒のパターンを観察することで、リズムの獲得状況や変調の有無を確認する。

▶ C-5
朝に光を浴びることや日中に覚醒し活動を行うこと、夜間は照明を落とし入眠に備えることが、睡眠・覚醒リズムに影響するので、意識的に環境を整えることが重要である。

▶ C-7
重症心身障害児は、刺激による過敏や過剰な反応、ストレスによる身体症状の悪循環、その他、衣類、かけ物、気温、騒音など、さまざまな要因により夜間の睡眠が妨げられやすいので、できるだけ睡眠が妨げられない環境を整える。特に夜間の睡眠状況について、自宅で家族が観察することは困難であるので、短期入所中に必要なデータを収集し、日常的なケアにつなげることが重要である。睡眠・覚醒については、直接命にかかわることではないため、自宅におけるケアの優先順位が低いことも多いので、短期入所の機会に、本人の様子を踏まえて伝えていくとよい。

▶ E-1
初めての短期入所に対する母親の不安は大きく、今回の短期入所の印象や成果が、今後の短期入所の利用にも大きく影響する可能性があるので、働きかけへの反応の様子、また、異なるスタッフで反応が変わったかどうかなどについても伝えるとよい。

姿勢ケアに関連する看護計画

看護ニーズ
- 安全で安楽であり，変形・拘縮を予防する姿勢がとれる

ニーズが充足されない理由
- 低緊張により筋力が弱いことから，重力方向に力がかかることによる体幹の偏平化，股関節の開排などの変形・拘縮，各関節の脱臼の可能性がある

看護目標
- 本人にとって適切な姿勢が保たれ，同一姿勢による苦痛や，同一部位の圧迫やずれが生じない

O-P
1. 筋緊張の種類・程度・パターン
2. 四肢の位置や，身体の向き，姿勢調整用クッションの位置
3. 褥瘡好発部位の圧迫やずれが生じていないか
4. 移動時の姿勢，手や足を身体に巻きこんで無理な肢位になっていないか

C-P
1. 母親から，普段の姿勢，姿勢調整のために必要なクッションや枕などをあてる位置を確認する
2. 日中の活動時の姿勢，坐位保持の仕方，車いすやバギーでの姿勢を確認する
3. 移動時や抱っこ時の肩関節や肘関節・股関節の位置を確認する
4. 同一姿勢による苦痛がないように，約2時間，夜間は約3〜4時間程度で体位変換を行う
5. 体位変換時には，骨突出部位が圧迫されていないか，骨同士がこすれあっていないかを確認し，クッションや枕で調整を行う

E-P
1. 短期入所中の姿勢について，観察した内容を母親に伝える
2. 心配なことやわからないことはないかを確認し，必要に応じて，ケアの方法をアドバイスする

ケアプランのポイント（理由・根拠）

▶ O-1
低緊張の場合，自分で体重を支えたり，重力に抗う筋力が弱いことから，少しの外力でも大きな力が作用することがあるので，骨折や脱臼，筋肉や靱帯の損傷に留意する。
低緊張であっても，部分的に筋緊張の亢進がみられる場合もあるので，その子の特徴を把握することが重要である。

▶ O-3
体重が軽くても，緊張によって骨と骨がすり合うことによって褥瘡が生じることがある。

▶ C-2
仰臥位を長時間とっていると，重力により身体の偏平化や，下肢の開排・拘縮が生じるので，抱っこや車いす，坐位保持を積極的に用いて，抗重力筋を刺激することが重要である。

▶ E-2
姿勢ケアについて，専門的な視点からケアのアドバイスを行うとよい。

清潔保持に関連する看護計画

看護ニーズ
- 身体の清潔が保たれる

ニーズが充足されない理由
- 発汗や流涎により，皮膚の清潔が保たれず，皮膚のバリア機能が低下する可能性がある

看護目標
- 入浴や清拭により，皮膚の発赤や湿疹が生じない

O-P
1. 発汗の程度を観察する
2. 唾液などによる皮膚の汚染
3. 陰部や殿部に発赤やびらん

C-P
1. 母親から，これまでの皮膚症状の有無，かぶれやすさ，かぶれやすい状況などについて情報を得る
2. 発汗や唾液などにより汚れた場合は，すぐに清拭をする
3. 皮膚を観察し，必要に応じた皮膚保護材，治療薬を用いる

E-P
1. 短期入所中の皮膚ケアについて，実施内容を母親に伝える
2. 心配なことやわからないことはないかを確認し，必要に応じて，ケアの方法をアドバイスする

ケアプランのポイント（理由・根拠）

▶ O-1
重症心身障害児は，自分で皮膚を清潔に保つことができないので，こまめに観察し，清潔に保つ。

▶ C-2
長時間の汚染による皮膚刺激，乾燥などにより，皮膚のバリア機能が低下し，発赤やびらんなどが生じる。したがって，有機物などの汚れが付着したら，なるべく早期に清拭などで除去する。

▶ E-2
清潔ケアについて，専門的な視点からケアのアドバイスを行う。

発達を促すケアに関連する看護計画

看護ニーズ
- ケア提供者や環境との相互作用をとおして発達が促される

ニーズが充足されない理由
- てんかん性脳症に起因する脳萎縮により，発達に必要な環境との相互作用に制限が生じ，精神発達遅滞が生じている

看護目標
- ケア提供者の働きかけに気づくことができる

O-P
1. 言葉かけや刺激に対する反応
2. 働きかけや刺激があったときの，バイタルサイン（体温，脈拍，呼吸）の変化・変動

C-P
1. 母親から，働きかけに対するりんくんの反応の様子を聞く
2. りんくんの発達段階や，受け止められる働きかけや刺激を評価する
3. りんくんがリラックスしているときに，快刺激と考えられるような歌，名前の呼びかけ，乳児用のガラガラ，鈴の音などを聞かせて，反応を評価する
4. 赤くはっきりとしたものなどを見せ，視覚への刺激を行い，反応を評価する
5. 手足や体幹のマッサージを行い，触覚や圧覚の刺激を行い，反応を評価する
6. 口腔ケアの際に，糖水を含む綿棒などで，子どもが好む味覚の刺激を行い，反応を評価する

E-P
1. 短期入所中の発達を促すケアについて，実施内容を母親に伝える
2. 重い障害があっても，リラックスしているときに，りんくんにとって心地よいと思える刺激を与えていくことで，感覚神経が活性化され，発達的な変化につながっていく可能性があることを伝える
3. 心配なことやわからないことはないかを確認し，必要に応じて，ケアの方法をアドバイスする

ケアプランのポイント（理由・根拠）

▶ O-1
子どもの反応，特に快の反応や，イエス・ノーの反応を観察し，子どものサインを読み取ることが重要である。

▶ C-1
発達に関して，家族はあきらめるという対処をし，向き合うことを恐れる場合もあるので，家族による働きかけの様子や状況を把握することが重要である。

▶ E-2
家族に子どもの障害やその原因にわだかまりなどがある場合には，言葉かけや働きかけを強要しない。
家族がとらえている子どもの脳機能の重症度の程度によって，家族の子どもに対する働きかけの内容や頻度に影響があるので，子どもとの相互作用の質を高めるように，子どもの脳の可塑性や可能性を，小さな変化と結びつけながら伝えていく。

てんかんに関連する看護計画

看護ニーズ
- てんかん発作による苦痛が最小限になる

ニーズが充足されない理由
- てんかんにより正常な発達過程が阻害されるとともに，てんかん発作による日常生活の中断・制限が生じる

看護目標
- てんかん発作による苦痛が生じず生活できる

O-P
1. 発作の型・時刻・持続時間・状況

C-P
1. 母親より，てんかん発作の型・持続時間，どのようなことで誘発されるかについて情報を得る
2. てんかん発作時の対応について，医師の指示を確認する
3. てんかん発作時には，すみやかに医師の指示を実施する
4. 発作による苦痛が最小限になるように，りんくんを安全な場所に移し，体位を工夫する
5. 発作中のバイタルサイン（体温，脈拍，呼吸）を観察し，必要に応じて救急対応する
6. 注入中に発作が生じたら，注入を止める
7. 発作が生じた状況・型・発生時刻・持続時間を観察し，記録に残す
8. 抗てんかん薬が確実に内服（注入）できているかを確認する
9. ストレスがあるときや，感染や発熱，便秘，下痢，その他，身体状態が整っていないときに発作が生じることがあるので，できるだけ，安定した状態で過ごせるように体調を整える

E-P
1. 短期入所中のてんかん発作の状況について，実施内容を母親に伝える
2. 心配なことやわからないことはないかを確認し，必要に応じて，ケアの方法をアドバイスする

ケアプランのポイント（理由・根拠）

▶ O-1
てんかん発作は，薬物によるコントロールが可能であり最も重要であるので，適切な薬剤量の投与の判断につながるように，発作時の状況やデータを記録する。

▶ C-1
発作のタイプが一人ひとり異なるので，その子どもの発作の特徴を把握することが重要である。

▶ C-2
発作時には，できるだけ刺激をせずに，必要なケア・処置を行ったら，経過を観察する。

▶ C-4
発作により危険が生じることもあるので，本人の安全・安楽を確保する。

▶ E-1
てんかん発作は家族では気づけない発作型もあるので，専門的な視点で観察し，家族と共有することが重要となる。

ケアの際に大切にしたいこと

　初めての短期入所では，普段ケアを行っている母親ではない看護師からケアを受けること，また普段とは異なる環境になることから，これらがストレスとなり，交感神経優位の身体状況になることが予測される。この点をふまえた看護計画が必要であり，優先順位が高い。りんくんのように初めて短期入所した事例の場合には，①環境変化によるストレスを最小限にする，②初めての短期入所の経験を次につなげる，を目標にかかわるとよい。

①環境変化によるストレスを最小限にする

　重症心身障害児は，ストレスにより交感神経が優位になることで，体温が上昇し，酸素の必要量が増加し，そして，呼吸数の増加などが生じる。その後，りんくんの身体のなかで代償機能が働くことで，バイタルサインをはじめ，さまざまな身体機能が安定してくる。しかし，ストレスが緩和されず持続したり，りんくんの予備能力が低い場合には，容易にさまざまな症状は悪循環し，呼吸機能の低下，心機能の低下など生命を脅かすほどの状態が次々と現れてくることも十分にあり得る。このことを前提に，短期入所の受け入れ準備をすることが重要となる。

　母親は，りんくんの自宅での様子，バイタルサインの値などについて熟知はしているが，環境の変化により生じる身体の反応については経験がない。短期入所の受け入れ時の情報収集の際に，自宅での様子や，普段のバイタルサインの値，実際のケアの方法について十分に情報を得て，相互に齟齬がないか書面などを用いて確認するとともに，りんくんが，ストレスにより，これまでにない身体的な反応が出るかもしれないことを伝えておくことが重要である。母親の不安を煽らないよう，母親および家族にも心得ておいてもらうことが重要である。短期入所中に身体状態の変化が起こらなければ，母親と共に，りんくんのもてる力を確認し合い，りんくんのがんばりを賞賛することで，次の短期入所の意欲につながる。身体状態の変化があった場合には，前もって母親に伝えてあるので，母親の心構えも異なる。

②初めての短期入所の経験を次につなげる

　初めての短期入所での経験は，印象深く家族の記憶に刻まれる。その成否によって，障害福祉サービスに対する価値づけが決まり，その後のサービスの利用のスタンスの影響要因となる。したがって，自宅で行っているケアの方法にできるだけ近づけるとともに，ケア手順や観察ポイント，具体的な働きかけの内容などを家族と共に作成し，そのケアの結果を細やかに家族に伝えていくことが重要である。このことで，家族がりんくんと物理的に離れたとしても，家族がりんくんのケアを"手放した"と感じることなく，りんくんに関する意思決定とりんくんへのケアに参加したという感覚をもち続けることができると考える。この感覚をもち続けられることが，家族以外からのケアを安心して受けられることにつながるのではないかと考えられる。

学齢期〜思春期

長期入所

インフルエンザ脳炎後遺症の事例

患者データ

エミちゃん　女児　8歳　身長120 cm　体重15 kg

診断名	インフルエンザ脳炎後遺症
障害名	四肢体幹機能障害，摂食機能障害，知的障害
大島分類	1　**横地分類** A1
超重症児スコア	19（6回/日以上吸引：3，鼻咽頭エアウエイ：5，腸瘻・腸管栄養：8，体位変換6回/日以上：3）
家族構成	両親共に健康で共働き。2歳年下の弟

出生時

　自然分娩にて2,890 gにて出生し，問題なく経過した。3歳6カ月まで正常発育し，健診でも問題点は指摘されなかった。3歳7カ月の冬の2月にインフルエンザに罹患し，脳炎後遺症を発症した。

背景と経過

　3歳7カ月時のある日，朝から微熱があった。母親は「この前のかぜがぶり返してたのかな」と思い，保育園を休ませ，祖母の家に預けた。夕方になって，母親が祖母宅に迎えに行き，自宅に戻った。その後，熱は40℃まで上昇し，けいれんが出現した。母親は「熱性けいれんだから，熱を下げなくては」と，以前に処方された解熱作用のある坐薬を使用した。しかし，15分経過してもけいれんは治まらず，父親も帰宅していなかったため，救急車を呼び，小児科のある総合病院に救急搬送された。病院に搬送後もなかなかけいれんは治まらず，抗けいれん薬を注射されたが，ピクピクと全身が震える症状は継続していた。翌日MRIを撮影したが，特に異常は認められなかった。しかし，全身が硬直するようなけいれんは治まらず，「脳炎」の可能性を指摘された。入院から1カ月が経過し，MRIの診断から，脳萎縮の所見があり，運動機能の回復は期待できないと診断された。経腸栄養による経鼻胃管栄養が必要となり，有意語はなくなった。開眼しているが，寝返りも自力ではできなくなった。母親は「自分が早く対応してあげなかったから」と自分を責めた。父親は，発病の日に自分が早く帰宅できなかったことを，母親に責められているような気持ちになり，また，娘の障害を認めたくない気持ちが強く，病室にほとんど顔をみせなかった。2カ月後に退院となり，リハビリテーションを受けるための医療型障害児入所施設を紹介された。自宅に戻るときをきっかけに母親は仕事を辞め，リハビリテーションも必死で通院した。しかし，父親の協力は全く得られなかった。小学校就学前に，両親は離婚した。弟も母親が引き取ることになったため，母親は娘を医療型障害児入所施設に預けなければ，仕事にもつけず，生活費を圧迫することが考えられたため，長期入所を希望した。運動機能は寝たきり，有意語なし，てんかん発作，閉塞性呼吸のためエアウエイを入眠時に留置している。胃瘻からの経腸栄養法にて栄養を摂取している。

関連図

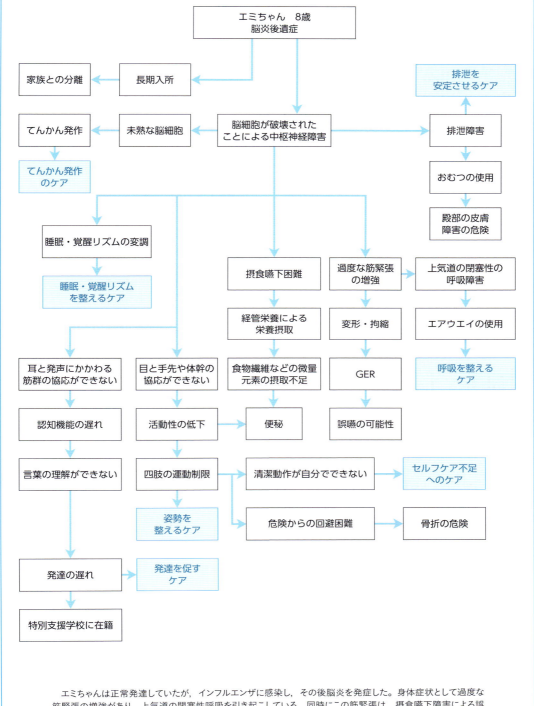

　エミちゃんは正常発達していたが，インフルエンザに感染し，その後脳炎を発症した。身体症状として過度な筋緊張の増強があり，上気道の閉塞性呼吸を引き起こしている。同時にこの筋緊張は，摂食嚥下障害による誤嚥の可能性を高くしている。このため，呼吸機能の観察とケア，筋緊張を緩和するケア，姿勢を整えるためのケアなどが必要となっている。また，特別支援学校に通学する年齢であることから，発達を促すケアも必要となっている。

呼吸に関連する看護計画

看護ニーズ
- エアウエイを使用しながら，必要な酸素を取り込める

ニーズが充足されない理由
- 上気道閉塞があり，酸素を取り込むためにはエアウエイの使用が必要である

看護目標
- エアウエイを使用しながら，安定した呼吸状態を維持できる

O-P
1. 呼吸数・深さ，閉塞呼吸の有無→バイタルサイン(体温，脈拍，呼吸)の測定時に呼吸数や深さなどは測定するが，閉塞性呼吸の有無は訪室するたびに観察する
2. 顔色，口唇色，爪の色，チアノーゼの有無，バイタルサイン測定時
3. 酸素飽和度→バイタルサイン測定時
4. エアウエイからの分泌物
5. 機嫌の様子→来室時は必ず様子を観察する
6. ぐったりした様子はないか

C-P
1. エアウエイの閉塞を確認する(ティッシュペーパーを薄く切り，呼吸のタイミングで揺れるかどうかを確認する
2. エア入りを聴診する
3. 分泌物の除去・吸引
4. エアウエイの留置が適切な位置でなされいてるか，テープの貼付を確認する
5. エアウエイを1日1回は抜去し，洗浄されている清潔なものと入れ替える
6. 肺理学療法による姿勢の変換→腹臥位の実施→3回/日，時間を決めて実施

E-P
1. 呼吸状態の観察ポイントを説明する
2. 吸引方法
3. エアウエイの挿入・留置・抜去方法について説明する

ケアプランのポイント（理由・根拠）

▶ O-1
一般的な学童期の子どもの呼吸数は20回/分であるが，その子どもの日常の状態を観察しておく必要がある。

▶ O-3
正常小児の場合，SpO_2 94%以下では酸素吸入が必要な状況にある。
呼吸状態の悪化は身体状況が急変に陥る可能性があるため，要注意である。

▶ C-1
エアウエイの孔に手をあてることで，呼吸が確認できればよいが，視覚的な確認方法として，ティッシュペーパーが揺れることを確かめると，より安全が確保される。

▶ C-4
鼻腔内に脱落しないように，エアウエイを適切に固定する必要がある。

栄養に関連する看護計画

看護ニーズ
- 経腸栄養にて安全に栄養を摂取できる

ニーズが充足されない理由
- 摂取機能障害のため経腸栄養を必要としている

看護目標
- 経腸栄養剤の注入中にトラブルがない

O - P
1. 経腸栄養剤の摂取量
2. 栄養摂取時の胃内容物の量，嘔吐の有無，呼吸状態，顔色
3. 体重の変化

C - P
1. 胃内容物残量 50 mL 以上で 30 分間栄養剤の注入時間を遅らせる
2. 30 分間遅らせても胃内容物が残留していた場合，栄養剤を 50 mL 差し引いた量で注入する
3. 仰臥位で栄養剤の注入はしない
4. 側臥位・坐位で栄養剤を注入する
5. 嘔吐した際は，誤嚥しないように坐位の際は前屈させ，仰臥位の際は側臥位にさせ，側臥位の際は頭部が後屈しないようにする

E - P
1. 栄養剤の注入方法（手技）を確認し，説明する
2. 胃内容物の対応方法を確認し，説明する

ケアプランのポイント（理由・根拠）

▶ O-1
学齢期の必要エネルギー

6～7歳	男子 kcal/日	女子 kcal/日
活動性低い	1,350	1,250
活動性普通	1,550	1,450
活動性高い	1,750	1,650
8～9歳	男子 kcal/日	女子 kcal/日
活動性低い	1,660	1,500
活動性普通	1,850	1,700
活動性高い	2,100	1,900

▶ O-1
学齢期の必要水分量：60～80 mL/kg/日

▶ O-3
栄養状態は BMI などによって評価する。
BMI：体重 kg/身長 cm^2

排泄に関連する看護計画

看護ニーズ
- 自然排尿による，排泄が維持できる
- 薬剤を服用しながら，苦痛なく排便できる

ニーズが充足されない理由
- 脳機能障害による神経因性膀胱に陥り，残尿が起こる可能性がある

看護目標
- 水分出納バランスを崩さず，排尿が正常に機能する
- 慢性的な便秘により，イレウスによる苦痛が起きない

O-P
1. 排便量・回数・性状
2. 腹部の張り状態
3. 腸蠕動音
4. 嘔気・嘔吐の有無
5. 日中の活動状況
6. 機嫌や表情
7. バイタルサイン(体温，脈拍，呼吸)
8. 経腸栄養の内容，水分量
9. 浣腸や緩下剤の使用の有無
10. 排尿量・回数・性状
11. 排尿・排便後の殿部や陰部の皮膚状態

C-P
1. 排便がない場合，3日目でGE(グリセリン浣腸)施行
2. 毎日，下剤を内服(便の状態で滴数を調整する)
3. 反応便がない，または量が少ないときは摘便を行う
4. 腹部膨満時，適宜腹部マッサージ・温罨法を行う
5. 腹部膨満増強時，肛門ブジーを行う
6. 日中，車いす乗車を行い，離床を促す
7. 積極的に日中活動に参加する
8. 排尿が8時間以上ない場合，導尿を施行する

E-P
1. 排便調整のための内服薬の説明をする
2. 排尿がない場合の導尿について指導をする

ケアプランのポイント(理由・根拠)

▶ O-1
エミちゃんの排尿や排便の普段のリズムを観察しておく必要がある。

▶ O-3
腸蠕動音は，不規則に聴取できるので，聴こえない場合はすぐに消失とは判断せず，5分程度は聴取する。高音で頻回な蠕動音は，下痢，胃腸炎，消化管閉塞などが考えられる。蠕動音の消失は，麻痺性イレウスなどが考えられる。

▶ C-1
重症心身障害児に多いのは慢性機能性便秘である。年長になるにつれ，器質性の便秘(虚血性腸炎や悪性腫瘍など)にも注意を払う必要がある。

▶ C-8
医師の指示のもとで実施する。排尿がない場合，全身の浮腫を観察する。

睡眠に関連する看護計画

看護ニーズ
- 夜間の睡眠を確保でき，日中に眠気が増強しない

ニーズが充足されない理由
- 睡眠・覚醒リズムの乱れがある

看護目標
- 夜間，睡眠が得られる

O-P

1. バイタルサイン(体温，脈拍，呼吸)
2. 1日の睡眠時間
3. 夜間中途覚醒の有無
4. 日中の様子・活動状況
5. 機嫌の状態
6. 緊張・発汗の有無
7. 興味や関心のある遊び
8. 光・騒音・室温・ベッド周囲などの環境

C-P

1. 日中はカーテンを開け，部屋を明るくする
2. 覚醒後に整容を行う
3. 日中活動に参加し，スタッフやほかの利用者との交流を図る
4. 好きなテレビを観る時間や音楽を聴く時間を設け，日中の覚醒を促す
5. 消灯時，室温・音・光・かけ物などを整え，入眠を促す
6. ポジショニングを整え，入眠しやすい体位をとる。
7. 就寝前におむつが汚染していないか確認する
8. (医師の指示に基づいた)睡眠薬の使用

E-P

1. 外泊時に睡眠・覚醒リズムを把握するように説明する
2. 適切な睡眠薬の使用ができるように説明する

ケアプランのポイント(理由・根拠)

▶ O-2
睡眠の時間・質・周期を情報収集する。

▶ C-1
1日の生活リズムを一定に保つ必要がある。また，食事・活動・入浴・薬の時間などその子どもが同じリズムで過ごせる環境にあるかどうかをアセスメントする。

側彎・緊張，姿勢ケア/移動介助に関連する看護計画

看護ニーズ
- 適切なポジショニングが維持できる

ニーズが充足されない理由
- 筋緊張が増強することがあり，姿勢の維持が困難である

看護目標
- 適切な姿勢を維持し，安楽に過ごせる

O-P
1. 変形や拘縮の程度
2. 関節可動域の状況
3. 適切なポジショニング
4. 筋緊張や体動の有無
5. 機嫌や表情
6. 体温の変動

C-P
1. 2時間ごとに体位変換を行う
2. 本人に合ったクッションなどを用いたポジショニングの実施
3. セラピストによるROMエクササイズの施行
4. 筋緊張増強時はクーリングを施行
5. 筋緊張増強の原因を除去する
6. 車いすに乗車させるなど離床を図る
7. 衣類の着脱の際には，四肢を可動域範囲内で伸展させたりして他動運動をする
8. おむつ交換の際に下肢を可動域範囲内で他動運動する

E-P
1. 筋緊張増強時の対応方法について説明する

ケアプランのポイント（理由・根拠）

▶ C-1

褥瘡を予防するために，2時間ごとの体位変換が必要だといわれている。皮膚に70〜100 mmHgの圧が2時間加わることにより皮膚と皮下組織に損傷が現れるという報告がある。米国創傷オストミー失禁ケア専門ナース協会による『褥瘡の予防と管理のガイドライン』では，減圧効果のないマットレスを使用する場合には，最低2時間ごとに体位変換を行うことが推奨されている。しかし，この「最低2時間ごとに体位変換を行う」という指針のエビデンスはBランクであり，2時間ごとに体位変換を行うことで褥瘡を予防できると保証されているわけではない。

骨折に関連する看護計画

看護ニーズ
- 骨折による苦痛が生じない

ニーズが充足されない理由
- 骨折しやすい状態である

看護目標
- 良肢位を維持できる

O-P
1. 四肢の拘縮や変形の状態
2. 四肢の皮膚の発赤の有無
3. 四肢の熱感
4. 機嫌や表情，様子
5. バイタルサイン（体温，脈拍，呼吸）

C-P
1. 適切なポジショニングを整える
2. 移乗の際にベッド柵や車いすなどにぶつからないように環境を整える
3. 移乗の際は 2 人介助で行う
4. 四肢を可動域以上に動かさない
5. 衣類の着脱の際は，四肢末端が衣服に引っかかってしまわないように，介助者の手で包み込むなどの工夫をする

E-P
1. 家の療養環境についてアセスメントし，移乗介助に無理がないように助言する
2. 四肢の可動域について確認し，介助が適切にできているかどうかを外出準備する際に観察する

ケアプランのポイント（理由・根拠）

▶ O-2
痛みの訴えがわかりにくく，受傷時期が不明確になってしまうのが重症心身障害児の骨折の特徴である。そのため，更衣や入浴時，おむつ交換時に骨折の発生しやすい大腿骨や上腕骨の皮膚の発赤などを注意して観察する。

▶ C-5
骨折は，体位変換時や更衣時に起こりやすいため，四肢のねじれや巻きこみが起こらないように配慮する。

清潔保持に関連する看護計画

看護ニーズ
- 清潔が維持できる

ニーズが充足されない理由
- 自らでは清潔保持のために行動することができない

看護目標
- 皮膚の清潔が維持でき，感染徴候がない

O - P
1. バイタルサイン（体温，脈拍，呼吸）
2. 全身の皮膚の状態
3. 筋緊張
4. 機嫌・表情などの様子

C - P
1. 3回/週の入浴介助
2. 排泄後の陰部洗浄
3. 入浴日以外に手浴や足浴を実施する
4. モーニングケアでの清拭時に手も清拭する
5. 経管栄養法の実施時には，手を清拭する
6. 更衣の際に全身の皮膚を観察する
7. 外泊からの帰院時には，全身の清潔状態を観察する

E - P
1. 自宅での入浴状況を確認し，必要な工夫を助言する
2. 自宅での入浴が難しい際には，手浴や足浴，陰部洗浄で対応するように助言する

ケアプランのポイント（理由・根拠）

▶ O-2
コミュニケーションの手段がない重症心身障害児の場合，瘙痒感などを感じていても訴えられず，筋緊張が増強することもある。皮膚と皮膚が接触する関節や洗浄しにくい陰部などの観察をし，対処する必要がある。

▶ C-1
それぞれの置かれている環境下における清潔介助を実施する。

▶ C-2
ベットサイドでも手浴・足浴ができるように工夫する。例えば，厚手のビニール素材の袋をベースン代わりに使用するなど。

▶ C-5
子どもの生活リズムを整えるタイミングとして，「食事の前に手を清潔にする」習慣をもつこともケアの工夫である。

▶ E-1
「子どもの身体がまだ小さいので介助は必要ない」と考える家族も少なくない。しかし，家族が急に体調を崩し，入浴介助をできなくなることもある。家族が健康状態を損なう前から，活用できる社会資源を取り入れていくことは，重要な視点である。

発達を促すケアに関連する看護計画

看護ニーズ
- 同年代の友人と共に活動を楽しめる

ニーズが充足されない理由
- 支援を受けるのは成人からが多く，発達年齢に合った課題をクリアする必要がある

看護目標
- 情緒が安定し，機嫌のよい表情が維持できる

O-P
1. バイタルサイン（体温，脈拍，呼吸）
2. 表情
3. 機嫌
4. 筋緊張
5. 四肢の動き

C-P
1. 特別支援学校のスケジュールに合わせ，登校の準備ができる
2. 学校での様子を教員と情報共有する
3. 病棟内での様子を教員と情報共有する
4. 学校での活動を病棟内での日常生活に取り入れるように環境を整える
5. 本の読み聞かせなど，本人の好みに合わせて実施する
6. 登校しない日は，病棟の活動に参加する
7. 下校後には，一般状態を観察したうえで休養時間を設けるか，遊びなどの活動を取り入れるなどを実施する

E-P
1. 学校行事に母親の参加を促す
2. 登校日に重ならないように外出や外泊の予定を家族と調整する

ケアプランのポイント（理由・根拠）

▶ C-1
学齢期の子どもには，学習が重要な取り組みとなる。重症心身障害児は，幼少のころから大人と接する機会が多いが，同じ年代の子どもとかかわる機会が少ない。自分以外の子どもの存在を知り，友達ができたり，集団で行動し，社会の一員としての自覚を芽生えさせるのは学齢期の特徴的なケアの視点である。このため，例えば，登校時の経腸栄養剤の注入時間や処置の時間などの調整をし，学習に集中できる環境設定をする。

▶ C-6
登校できない訪問籍の子どもの場合，病棟内で学習することになるため，環境の設定は重要である。

▶ C-7
授業後にも子どもが楽しんで過ごせるような取り組みの内容を他職種と共に検討する。

てんかんに関連する看護計画

看護ニーズ
- てんかん発作がコントロールされている状況のもと，日常生活を豊かに過ごせる

ニーズが充足されない理由
- てんかん発作があることで，日常生活に制限が加わる可能性がある

看護目標
- 日中に発見されるてんかん発作が1回程度以下であり，発作による苦痛が生じない

O-P
1. てんかん発作の様子や頻度
2. てんかん発作の時間帯
3. 検査データ（薬物の血中濃度）
4. 生活リズム
5. 疲労の様子
6. 意識状態
7. てんかん発作のきっかけ
8. 表情や顔色
9. 外傷の有無
10. 薬物の与薬状況
11. 呼吸状態
12. バイタルサイン（体温，脈拍，呼吸）
13. 生活環境

C-P
1. てんかん発作の誘因を除去・軽減する
2. ベッド柵の保護を行う
3. 生活リズムを整える（日中覚醒し，夜間睡眠をとれる）
4. てんかん発作時には安楽な体位を保持する
5. 抗てんかん薬を確実に与薬する
6. 発作時は気道を確保する

E-P
1. 外出・外泊時に母親がけいれん発作に対応できるように指導をする
2. 外出・外泊時に必要な内服薬を持参できるように準備する

ケアプランのポイント（理由・根拠）

▶O-1
重症心身障害児は，脳神経が未熟なままで存在している場合が多く，てんかんが起こりやすい状態にある。このため，てんかん発作をすべて除去しようとすると，薬剤で沈静し眠った状態を維持しなければならなくなる。それでは，子どもの生活に楽しみはなく，豊かとはいえない。てんかん発作がコントロールできるのが最終目標ではあるが，生活のリズムを整え，誘発する要因をできるだけ排除し，てんかん発作とともに生活していけるようにケアを提供していく必要がある。

▶C-2
てんかん発作時にベット柵に手足がぶつかる可能性があるため，保護をする。

▶C-4
呼吸抑制がある場合，呼吸困難を生じるため仰臥位では肩枕を入れる，あるいは側臥位から腹臥位の体位を維持する。

ケアの際に大切にしたいこと

正常な発達をしていた子どもが感染症に罹患し，後遺症が残ったエミちゃんのような場合，両親の障害受容過程は長期に及ぶことが多い。また，受容する過程で家族の信頼関係が崩れてしまい，離婚に至るケースも少なくない，医療型障害児入所施設に入所せざるを得ない状況も発生する。子どもの状態が不安定で在宅では介護できないのではなく，家族背景に問題がある場合，子どもの支援と同じくらい家族のフォローも必要となってくる。

①安定して入所生活を送れるように子どもの健康状態を整える

重症心身障害児は，健康状態が不安定な乳幼児期を脱すると，比較的安定した健康状態を維持することが可能になってくる。しかし，就学などのライフイベントなどにより，生活リズムが変化し，疲労の蓄積によるてんかん発作の出現や睡眠・覚醒リズムの乱れなどが発生することもある。そのため，その子どもの健康状態を整えるためのケアが最も優先される。個々の子どもの健康レベルに合わせた支援計画を立案することが重要となる。

②特別支援学校での取り組みを病棟内でも継続する

学童期にある子どもには，学びは大切な機会である。子どものもつ能力や機能を多くの視点からアプローチする必要性があるため，学校の教員と密に連携することが望ましい。学校で取り組んでいく生活習慣の訓練などは，継続して病棟内においても実践できるように支援計画に組み込むとよい。

③家族の精神的な支援も重要である

社会的な問題で入所してくる子どもの家族の問題は，子どもが入所できたことですべてが解決されない。家族は，自責の念を抱きながら生活していくことも多く，また，そのことはきょうだいにも影響を及ぼす場合がある。母親や父親は「子どもを育てるのは親の役目である」という社会通念を果たせなかったという現状に負い目を感じ，障害の原因は「自分たちにある」と考えてしまうこともある。きょうだいは，「自分だけが親と生活することができること」に罪悪感をもってしまう場合もある。子どもが入所できれば，親は日常の介護負担の軽減はできるものの，心理的負担が軽減されることはない。そのことを念頭におき，個々の家族に合わせた支援が必要である。

学齢期〜思春期

[在宅]

レスピレーターを装着している溺水後遺症の事例

患者データ

リョウくん　男児　15歳　身長165cm　体重48kg

- **診断名**：低酸素性脳症，溺水後遺症
- **障害名**：四肢体幹機能障害，知的障害
- **大島分類**：1　　**横地分類**：A1
- **超重症児スコア**：36(レスピレーター：10，気管切開：8，1回/時以上吸引：8，経管：5，導尿：5)
- **家族構成**：両親と2つ上の姉との3人暮らし(健康問題はなし)
- **出生時**：

妊娠中に問題はなく経過した。成長・発達も正常で，健診時に問題を指摘されたことはなかった。

背景と経過

4歳のときに祖母の家に行き，庭の池で2つ上の姉と鯉に餌をあげて遊んでいる間に池に落ちてしまった。深さは40cm程度であったが，姉は助けることができず，母親を呼びに行った。助けにきた母親が抱き上げた際には，心肺停止状態であった。救急車を要請し，市内の中核病院に搬送された。心拍は戻ったが，意識の回復はなく，「虚血性低酸素性脳症の後遺症」と医師から告げられた。自発呼吸はほとんどなく，レスピレーターは24時間装着している。長期間の気管挿管の後に，在宅移行をするため，気管切開術後，喉頭分離術を受けた。それまでは経鼻経管栄養で栄養を摂取していたが，6歳時にGER(胃食道逆流)のため，胃瘻を造設した。8歳時には神経因性膀胱のため，導尿6回/日施行するようになった。開眼・閉眼はするが，サインとしての反応はない。現在は中学3年生で，特別支援学校に母親の付き添いのもと登校している。低緊張で四肢体感は固定されていない。てんかん発作のため，抗てんかん薬を内服している。

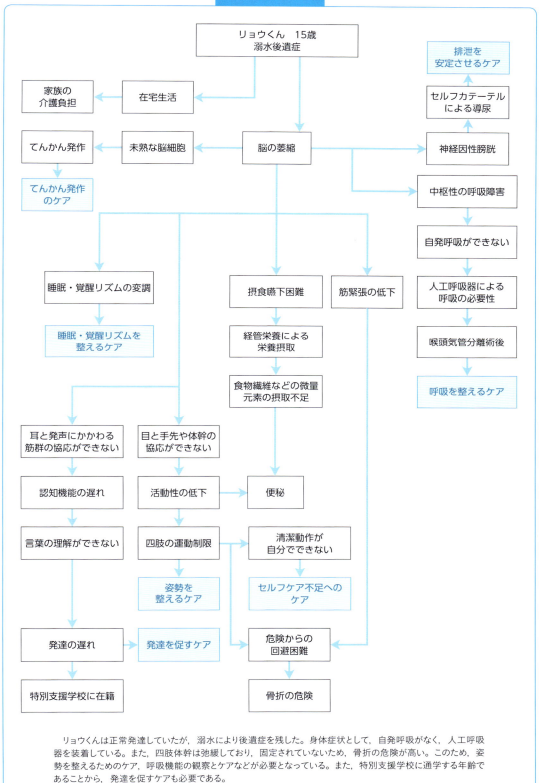

体温調整に関連する看護計画

看護ニーズ
- 低体温による悪寒を生じない

ニーズが充足されない理由
- 低緊張，筋肉運動によるエネルギー産生が低いため，低体温になりやすい

看護目標
- 一定の体温を維持し，低体温による悪寒が生じない

O-P
1. バイタルサイン（体温，脈拍，呼吸），SpO_2
2. 意識レベル
3. 末梢冷感および体熱感
4. 水分出納バランス
5. 顔色，口唇色，爪床色

C-P
1. バイタルサインの測定（左右差がある場合は両腋窩で）
2. 35℃台になったら電気毛布を使用し，保温をする
3. 末梢冷感の有無を本人に触れて確認する
4. 電気毛布の使用中はこまめに体幹に触れて，体熱感を確認する
5. 室温の調整をする
6. かけ物や衣類の調整し，肌の露出を避ける
7. 抱っこや遊び，衣類の着脱時など，四肢・体幹を他動運動によって動かす
8. 栄養剤の消化状況を確認する

E-P
1. 自宅での様子を確認する（日常の体温の変動，保温方法）

ケアプランのポイント（理由・根拠）

▶O-2
重症心身障害児の体幹や四肢にそっと触れ，話しかけながら確認する。反応の乏しい子どもの場合は，眼球の動きや瞬き，口唇の動き，流涎の量などによるサインの表出を観察する。

▶C-2
自分では動けない重症心身障害児の四肢に湯たんぽを使用しない。四肢から距離を置いた位置で使用していたとしても，アクシデントで四肢にあたってしまうことがある。低温やけどの原因となりうるため，使用は避ける。

▶C-4
いったん低体温になると，体温が上がりにくい場合もある。低体温になると，消化吸収不良，徐脈，意識レベルの低下，乏尿などを生じやすい。その子どもの体温の下限を設定しておき，必要に応じて電気毛布を使用する。

▶C-5
動いているスタッフが体感する室温ではなく，子どもが過ごしている場所の環境調整をすることが重要である。

▶C-7
自動運動ができない子どもの場合は，他動運動をすることでも筋肉からの熱の産生は促されるため，短時間でもよいので運動する。

▶E-1
自宅での様子を家族から聴取し，できるだけ自宅の療養環境に近づけるように整備する。

呼吸に関連する看護計画

看護ニーズ
- 痰の貯留がなく，安楽な呼吸ができる

ニーズが充足されない理由
- 長期臥床による胸郭可動性の低下により，自己排痰が困難である

看護目標
- 排痰が十分に行え，ゆっくりと楽に呼吸ができる

O-P

1. 呼吸数・深さ・リズム，人工呼吸器との同調性→バイタルサイン（体温，脈拍，呼吸）測定時
2. 顔色，口唇色，爪床色，チアノーゼの有無，バイタルサイン測定時
3. 酸素飽和度→バイタルサイン測定時
4. 気管切開孔からの分泌物
5. 尿量，全身の浮腫
6. 指示されたとおりの設定で作動しているかどうか
7. 実測値
8. 姿勢と蛇腹の位置関係
9. 機嫌の様子
10. 体温，脈拍，ぐったりした様子はないか

C-P

1. 気管切開孔の閉塞はないかどうかを確認する
2. エア入りを聴診する
3. 分泌物の除去・吸引
4. 肺理学療法による姿勢の変換→腹臥位などの実施→3回/日時間を決めて実施

E-P

1. 家族が人工呼吸器の操作について確実に実施できるように助言する
2. 人工呼吸器業者からメンテナンスを受けているか確認する
3. 人工呼吸器にかかわる衛生材料の不足がないか確認する

ケアプランのポイント（理由・根拠）

▶O-1
設定条件に合わないファイティングがたびたび起きたり，原因に対応してもアラームが鳴り続けるときや，咳嗽が頻回で，喘鳴が増強しているときは主治医に報告する。

▶O-2
呼吸苦が増強し，爪床色や口唇色が不良になっていたり，呼吸数が増加し，頻脈になっている（主治医に報告）。

▶O-4
痰の量の増加，色の変化。

▶O-6
何らかのケアで人工呼吸器を一時的に外し，再度装着する際には，呼吸器が正常作動しているかどうか，指示された設定であるかどうか確認する。

▶C-1
Yガーゼを使用している場合はガーゼの下を目視し，カニューレが確実に気管切開孔に挿入されているかを確認する。

▶C-4
同一方向での姿勢だけでなく，肺理学療法を用いて，痰の移動が起きるように体位を変換する。気管切開術後であっても，その子どもの身体に合わせたクッションなどを作製し，腹臥位を保持できるように工夫する。

▶E-1
人工呼吸器の業者が点検や物品の補充をするが，呼吸状態に合わせた設定は医師の指示のもとで管理される。報告書や電話，カンファレンスで医師と情報を共有し，設定変更などを検討する。レスパイトなどで入院する際は，入院時の問診や面会時に必ず，医師と相談するように声をかける。

栄養に関連する看護計画

看護ニーズ
- 経腸栄養にて栄養を摂取し，栄養バランスが摂れる

ニーズが充足されない理由
- 摂食嚥下障害のため，経腸栄養による栄養摂取を必要としている

看護目標
- 必要栄養素が確実にとれる

O-P
1. 経腸栄養剤の摂取量
2. 栄養摂取時の胃内容物の量，嘔吐の有無，呼吸状態，顔色
3. 体重の変化

C-P
1. 栄養剤の注入前に胃瘻ボタンの不具合などを確認する
2. 仰臥位で栄養剤の注入はしない
3. 側臥位・坐位で栄養剤を注入する
4. 嘔吐した際は，誤嚥しないように坐位の際は前屈させ，仰臥位の際は側臥位にさせ，側臥位の際は頭部が後屈しないようにする
5. 胃瘻周囲の皮膚状態を確認し，清潔を保持する

E-P
1. 家族が胃瘻管理と注入の手技を確実にできるように助言する

ケアプランのポイント（理由・根拠）

▶ O-1
疾患にもよるが，子どもの成長・発達の経過にそって，体重や身長は増加する。その増加に合わせて，水分量や服薬量も変化する。また，胃瘻ボタンのサイズも皮下脂肪の厚さで変化する。体重や身長は経過がわかるように記録をする。体重測定の目安は1カ月に1回程度とする。

▶ C-1
ボタンと注入カテーテルの接続に緩みがないことを確認する。

▶ C-2
仰臥位以外の体位を保持できない場合で，かつ誤嚥の可能性がある場合は，タオルやクッションなどを用いて顔と体幹全体を浅く横に向ける。

▶ C-5
清潔なタオルで胃瘻周囲を清拭する。

▶ E-1
栄養剤の注入時の嘔吐や排便状態などを確認し，家族の手技が確実に提供されているかどうかを評価する（栄養剤が子どもに合っているかどうかを観察することも必要であるが，注入スピードが速すぎないか，注入濃度が適切かも確認する内容とする）。

排泄に関連する看護計画

看護ニーズ
- 導尿による苦痛が生じない
- 便秘による苦痛が生じない

ニーズが充足されない理由
- 神経因性膀胱のため、自然排尿がなく導尿である
- 慢性的な便秘である

看護目標
- 導尿によって苦痛なく排尿できる
- 慢性的な便秘によってイレウスを発症することなく、苦痛がない

O-P
1. 排便量・回数・性状
2. 腹部の張り状態
3. 腸蠕動音
4. 嘔気・嘔吐の有無
5. 日中の活動状況
6. 機嫌や表情
7. バイタルサイン(体温、脈拍、呼吸)
8. 経管栄養の内容、水分量
9. 浣腸や緩下剤の使用の有無
10. 導尿回数・性状→6回/日(医師の指示による)
11. 殿部や陰部の皮膚状態

C-P
1. 排便がない場合、3日目でGE(グリセリン浣腸)施行
2. 毎日ビコスルファートナトリウム水和物(ラキソベロン®)を内服(便の状態で滴数を調整する)
3. 内服薬・GEによる反応便がみられない、または量が少ないときには摘便を行う
4. 腹部膨満時には、腹部マッサージ・温罨法、肛門ブジーを行う
5. 登校し、生活リズムにメリハリをつける
6. 適切に導尿を実施する

E-P
1. 自宅での導尿や排便状況を確認する
2. 導尿に必要な衛生物品の不足がないか確認する
3. 排泄にかかわる困りごとや不安はないか確認する

ケアプランのポイント(理由・根拠)

▶ O-1
排尿や排便の普段のリズムを情報収集しておく必要がある。

▶ O-3
腸蠕動音は、不規則に聴取されるので、聴こえない場合はすぐに消失とは判断せずに、5分程度は聴取する。高音で頻回な蠕動音は、下痢、胃腸炎、消化管閉塞などが考えられる。蠕動音の消失は、麻痺性イレウスなどが考えられる。重症心身障害児は活動量が少ないため、イレウスを起こしやすい。腹部の観察は慎重に実施する。

▶ O-8
経腸栄養剤に食物繊維が多く含まれる種類もある。適切な栄養剤を摂取できるように栄養士や主治医と連携する。

▶ C-1
重症心身障害児に多いのは、慢性機能性便秘である。年長になるにつれ、器質性の便秘(虚血性腸炎や悪性腫瘍など)にも注意を払う必要がある。

▶ E-2
セルフカテーテルを使用している場合は、適切なサイズの導尿カテーテルの保管と交換を促す。

▶ E-3
GE・摘便の頻度や内服薬の使用状況などを確認する。

睡眠に関連する看護計画

看護ニーズ
- 夜間の睡眠が確保でき，日中に眠気が増強しない

ニーズが充足されない理由
- 睡眠・覚醒リズムの乱れがある

看護目標
- 夜間睡眠が得られる

O - P

1. 1日の睡眠時間
2. 夜間中途覚醒の有無
3. 学校での様子
4. 機嫌
5. 緊張・発汗の有無
6. 興味や関心のある遊び
7. バイタルサイン(体温，脈拍，呼吸)
8. 光・騒音・室温・ベッド周囲などの環境

C - P

1. 起床時にはカーテンを開け，部屋を明るくする
2. 覚醒後に整容を行う
3. 登校し，授業を受ける
4. 下校後には休息をとるが，熟睡しないように，興味のあるテレビを観たり音楽を聴いたりして過ごすようにする
5. 一定の時間に消灯する
6. ポジショニングを整え，入眠しやすい体位をとる。
7. 入眠前におむつ交換をする
8. (医師の指示に基づいた)睡眠薬の使用

E - P

1. 本人・家族が夜間睡眠がとれているかを確認する
2. 適切な睡眠薬の使用ができるように確認する

ケアプランのポイント(理由・根拠)

▶ O-1
1日の生活リズムの目安を看護師と共に確認する。睡眠・覚醒リズムを簡潔に記録しておくと，パターンが観察できるので有効である。そのうえでケアの時間を調整する。

▶ C-1
きょうだいたちの登校時間などと重なる場合は，社会資源を活用し，登校までの時間を調整するとよい。同一の時間にケアを受けることで，子どもの登校への心構えができる。子どもと家族の負担にならないように配慮する必要はあるが，できるだけ登校できるような態勢を整える(訪問籍の場合は，自宅に教員を迎えられるように準備する)。

▶ C-5
生活リズムを整える(自宅では，家族の都合などで時間の調整がしやすい。臨機応変は必要であるが，バラバラにならないような工夫は必要である)。

▶ C-7
できるだけ一定時刻にケアをし，子どもの睡眠リズムを安定させる。そのためには，家族の睡眠時間を確保できるように，最終注入時間を調整する。また，男子は手前に厚くおむつを当て，女子は後ろにおむつを当てる。入眠後の夜中に尿漏れなどがあると，家族の睡眠が削られることになる。睡眠を確保できるような工夫を助言する。

側彎・緊張，姿勢ケア/移動介助に関連する看護計画

看護ニーズ
- 適切なポジショニングが維持できる

ニーズが充足されない理由
- 低緊張のため姿勢の維持が困難である

看護目標
- 適切な姿勢が維持でき，安楽に過ごせる

O‐P
1. 変形や拘縮の程度
2. 関節可動域の状況
3. 適切なポジショニング
4. 筋緊張や体動の有無
5. 機嫌や表情
6. 体温の変動

C‐P
1. 2時間ごとに体位変換を行う
2. 本人に合ったクッションなどを用いたポジショニングの実施
3. セラピストによるROMエクササイズを施行する
4. 筋緊張増強時はクーリングを施行する
5. 筋緊張増強の原因を除去する
6. 車いすの乗車で離床を図る
7. 衣類の着脱の際には，四肢を可動域範囲内で伸展させたりして他動運動をする
8. おむつ交換の際に下肢を可動域範囲内で他動運動する

E‐P
1. 筋緊張の原因・除去方法について確認する
2. 家族に，ポジショニングに必要なクッションなどは短期入所時に持参するよう依頼する
3. 脊柱のX線撮影の間隔を確認する

ケアプランのポイント（理由・根拠）

▶ C-1

褥瘡を予防するために，2時間ごとの体位変換が必要だといわれている。皮膚に70～100 mmHgの圧が2時間加わることにより皮膚と皮下組織に損傷が現れるという報告がある。米国創傷オストミー失禁ケア専門ナース協会による『褥瘡の予防と管理のガイドライン』では，減圧効果のないマットレスを使用する場合には，最低2時間ごとに体位変換を行うことが推奨されている。しかし，この「最低2時間ごとに体位変換を行う」という指針のエビデンスはBランクであり，2時間ごとに体位変換を行うことで褥瘡を予防できると保証されているわけではない。

骨折に関連する看護計画

看護ニーズ
- 骨折による苦痛が生じない

ニーズが充足されない理由
- 四肢の筋緊張がある

看護目標
- 良肢位を維持できる

O - P
1. 四肢の拘縮や変形の状態
2. 四肢の皮膚の発赤の有無
3. 四肢の熱感
4. 機嫌の様子
5. バイタルサイン(体温,脈拍,呼吸)

C - P
1. 適切なポジショニングを整える
2. 移乗の際にベット柵や車いすなどにぶつからないように環境を整える
3. 移乗の際は,できるだけ2人介助で行えるように支援態勢を整備する
4. 四肢を可動域以上に動かさない

E - P
1. 自宅の療養環境についてアセスメントし,移乗介助に無理がないように助言する
2. 四肢の可動域について確認し,介助が適切にできているかどうかを観察し,助言する

ケアプランのポイント(理由・根拠)

▶ O-2
痛みの訴えがわかりにくく,受傷時期が不明確になってしまうのが重症心身障害児の骨折の特徴である。そのため,更衣や入浴時,おむつ交換時に骨折の発生しやすい大腿骨や上腕骨の皮膚の発赤などを注意して観察する。

▶ C-3
自宅で,家族のみのケアの場合,複数人での介助が難しい場合もある。体重が20 kg程度までであれば1人での介助も可能であるが,それを超えた場合は,移乗が必要な時間帯にはヘルパーを導入するなどの支援態勢を整備することが望ましい。

▶ C-4
骨折は,体位変換時や更衣時に起きやすいため,四肢のねじれや巻きこみが起こらないように配慮する。

清潔保持に関連する看護計画

看護ニーズ
- 清潔が保持できる

ニーズが充足されない理由
- 自分では清潔保持のために行動することができない

看護目標
- 皮膚の清潔が維持でき，感染徴候がない

O - P
1. 皮膚の状態（かさつき，発赤，創などの有無）
2. バイタルサイン（体温，脈拍，呼吸）

C - P
1. 排便後の陰部洗浄
2. 入浴日以外に手浴や足浴を実施する
3. モーニングケアでの清拭時に手も清拭する
4. 注入の実施時には，手を清拭する
5. 更衣の際に全身の皮膚を観察する

E - P
1. 自宅での入浴状況を確認し，必要な工夫を助言する
2. 自宅での入浴が難しい際には，手浴や足浴，陰部洗浄で対応するように助言する
3. 自宅での入浴に介助が必要な場合は，社会資源について情報提供をする

ケアプランのポイント（理由・根拠）

▶ O-1
コミュニケーションの手段がない重症心身障害児の場合，瘙痒感などを感じていても訴えられず，筋緊張が増強することもある。皮膚と皮膚が接触する関節や洗浄しにくい陰部などの観察をし，対処する必要がある。

▶ C-2
ベットサイドでも手浴・足浴ができるように工夫する。例えば，厚手のビニール素材の袋をベースン代わりに使用するなど。

▶ C-4
子どもの生活リズムを整えるタイミングとして，「食事の前に手を清潔にする」習慣をもつこともケアの工夫である。

▶ E-1
「子どもの身体がまだ小さいので介助は必要ない」と考える家族も少なくない。しかし，家族が急に体調を崩し，入浴介助をできなくなることもある。家族が健康状態を損なう前から，活用できる社会資源を取り入れていくことは，重要な視点である。

発達を促すケアに関連する看護計画

看護ニーズ
- 同年代の人たちと活動を楽しめる

ニーズが充足されない理由
- 支援を受けるのは大人からが多いため，発達年齢に合った課題をクリアする必要がある

看護目標
- 情緒が安定し，機嫌のよい表情を維持できる

O-P
1. バイタルサイン（体温，脈拍，呼吸）
2. 表情
3. 機嫌
4. 筋緊張
5. 四肢の動き

C-P
1. 学校での様子を教員と情報共有する
2. 学校での取り組みを自宅での日常生活に取り入れるように環境を整える
3. 本の読み聞かせなど，本人の好みに合わせて実施する
4. 下校後には，一般状態を観察したうえで休養時間を設けるか，遊びなどの活動を取り入れるかなどを実施する

E-P
1. 学習にかかわる困りごとがないかを確認する
2. 登校にかかわる介助で必要な社会資源を紹介する（登校前の更衣をヘルパーに依頼するなど）

ケアプランのポイント（理由・根拠）

▶ O-1
ケア中に話しかけたり，音楽が聴けるように環境を整備し，ケア中であっても楽しく過ごせるように配慮する。

▶ C-2
学校で学習したり，日常生活リズムを整えるような取り組みは，自宅のケアのなかにも取り入れ継続性を図る。

▶ C-4
訪問看護の時間を調整する。

▶ E-1
学習は子どもにとって重要な機会であることを家族が理解しているかどうかを確認する。

▶ E-2
人工呼吸器を装着している子どもの場合，家族が特別支援学校に待機している場合がある。そのような際には，家族は家庭を長時間離れることになるため，きょうだいがいる場合には保育所や家庭内での保育をできるような社会資源を活用する。

てんかんに関連する看護計画

看護ニーズ
- てんかん発作がコントロールされている状況のもと，日常生活を豊かに過ごせる

ニーズが充足されない理由
- てんかん発作があることで，日常生活に制限が加わる可能性がある

看護目標
- 日中に発見される発作が1回程度以下であり，日中活動に支障がない

O-P
1. てんかん発作の様子や頻度
2. てんかん発作の時間帯
3. 検査データ（薬物の血中濃度）
4. 生活リズム
5. 疲労の様子
6. 意識状態
7. けいれん発作のきっかけ
8. 表情や顔色
9. 外傷の有無
10. 薬物の与薬状況
11. 呼吸状態
12. バイタルサイン（体温，脈拍，呼吸）
13. 生活環境

C-P
1. 発作の誘因を除去・軽減をする
2. ベッド柵の保護を行う
3. 生活リズムを整える（日中覚醒し，夜間睡眠をとる）
4. 発作時には安楽な体位を保持する
5. 抗てんかん薬を確実に与薬する
6. 室内環境の調整をする
7. 発作時は気道を確保する

E-P
1. 自宅でのてんかん発作の出現状況について確認する
2. 自宅でのてんかん発作の出現時の対応方法について確認する
3. 自宅でのてんかん発作出現時の対応方法で困りごとや不安はないか確認する

ケアプランのポイント（理由・根拠）

▶ O-1
重症心身障害児は，脳神経が未熟なままで存在している場合が多く，てんかんが起こりやすい状態にある。このため，てんかん発作をすべて除去しようとすると，薬剤で沈静し眠った状態を維持しなければならなくなる。それでは，子どもの生活に楽しみはなく，豊かとはいえない。てんかん発作がコントロールできるのが最終目標ではあるが，生活のリズムを整え，誘発する要因をできるだけ排除し，てんかん発作とともに生活していけるようにケアを提供していく必要がある。

▶ C-5
内服薬の飲み忘れがないかを確認する。家族は，飲み忘れるとその分も内服しなければならないと考えてしまうこともあるため，注意が必要である。

▶ E-2
家族は，坐薬など屯用の使用のタイミングを理解できていないこともあるため，坐薬を適切に使用できているかを確認する。

ケアの際に大切にしたいこと

　正常に成長・発達していた子どもが中途障害を負うことになった事例では，家族関係が崩壊してしまう場合を前事例（インフルエンザ脳炎後遺症の女児）で紹介したが，一方で関係性がより強固となる事例もあることを紹介したい。本事例などのように，事故によって後遺症を残していく場合は，前事例と同じように障害受容の過程は長期に及ぶことも多い。しかし，家族が「家族で一致団結して子どもの世話をしていこう」と考え，在宅人工呼吸管理などの重度で介護負担が大きい場合でも，入所せずに在宅生活を継続していく事例も存在する。

　在宅生活を継続していくためには，レスパイトが重要な家族支援となってくる。地域で活動するだけでなく，施設内看護も重要な在宅支援の役割を担っていることを考えにとめておきたい。

①レスパイトによる日常生活環境の変化を最小限にとどめる支援

　レスパイトでは，個別で生活する自宅から，ほかの子どもたちと集団で生活する施設での生活となり，生活の場所自体が変化する。このこと自体を「問題」ととらえると，レスパイトが利用できなくなってしまう。このため，環境の変化をネガティブにとらえるのではなく，自宅とは違う環境であっても，できるだけ自宅での生活に近づけるような支援内容を検討し提供することで，子どもと家族にとっての安心で安全なレスパイトとなる。栄養剤の注入時間やおむつ交換などは，病棟で設定した時間で実施することになったとしても，大幅な変更にはならないと推察される。しかし，その子どもの変形や拘縮に合わせたクッションや坐位保持装置などの使用はほかでの代用がきかない。排痰時間なども子どもによって違うため，できるだけ自宅でのリズムに合わせて設定し実施するように計画する。

②レスパイトを日常の介護に関する調整や方法の変更を家族が考える機会とする

　家族にとってレスパイトは，子どものレスパイトでの状況を知っている看護師と日常生活の介護方法などを相談し，調整するよい機会となる。レスパイトの初日に家庭で困っている介護などはないかを家族に聴取し，レスパイト中に看護師が観察したうえで，家族にフィードバックできるとよい。また，家族からの情報を主治医と共有し，家族の困りごとを解決できるように検討する。このため，自宅での様子が反映された看護計画の立案が必要である。

③レスパイトが在宅生活を継続できる重要な社会資源であることを受け止める

　本事例のように人工呼吸管理の場合，学校に付き添いが必要となることも多い。学校は学びの機会としては重要ではあるが，家族の日常生活上では介護負担となる場合もある。このことを考慮し，レスパイト中の欠席はやむを得ない場合であることを理解する。レスパイトは，家族の休養あるいは所用に取りかかれる時間とならなければならない。レスパイトの目的は達成されたのか，適切に評価しなければならない。

MEMO

青年期・成人期

長期入所

家族の介護力低下により長期入所した低酸素性虚血性脳症後遺症の事例

患者データ

ひろきさん　男性　40歳　身長155 cm　体重35 kg

診断名　重症新生児仮死，低酸素性虚血性脳症後遺症
障害名　肢体不自由（アテトーゼ型），超低出生体重児，摂食嚥下障害，知的障害
大島分類　1　**横地分類**　A1
超重症児スコア　22（気管切開：8，6回/日以上の吸引：3，経管：5，更衣と姿勢修正を3回/日以上：3，体位変換6回/日以上：3）
家族構成　両親（60代後半），弟（30代後半）
出生時
　体重850 g，Apgerスコア：1分後1点/5分後3点。

背景と経過

　高校卒業までは在宅生活を行っていたが，主介護者の母親の腰痛が悪化したため，在宅での生活が困難となり施設へ入所した。20歳くらいから誤嚥による肺炎を繰り返していたため，気管切開，胃瘻を造設した。

　月に1～2回程度の強直性けいれんが5分程度ある。気管切開からの痰が多く，1時間ごとに吸引が必要であり，本人専用の腹臥位マットを作製し，腹臥位を行っている。

　栄養は，胃瘻にて1日1,200 kcal半固形剤の注入を行っている。排便が3日ない場合は浣腸を行っている。下剤を毎日服用している。排泄はおむつにて対応している。移動は自力ではできず，車いすを使用している。

　右凸の強度の側彎がある。四肢麻痺・拘縮があるが，左手を動かすことができ，つまむ・つかむことが可能である。緊張による発汗も多くみられるため，日常的にエアコンマットを使用しクーリングをしている。

　言語の理解は1歳程度であり，表情にてイエス・ノーを表現することができる。笑顔の表出はあり，いやなときは眉間にしわをよせる。

　睡眠状況は昼夜逆転傾向で，明け方から入眠する。夜間に無呼吸が時々ある。午前中もフロアに出て朝の会へ参加するが，うとうとしていることが多い。テレビを観ることが好きで，特に演歌などの歌謡番組を観ると表情が穏やかになる。

　後見人は母親である。両親は遠方に住んでいるため，面会は半年に1回程度である。両親は将来への不安をかかえており，後見人をいずれ弟へ依頼したいと考えている。

関連図

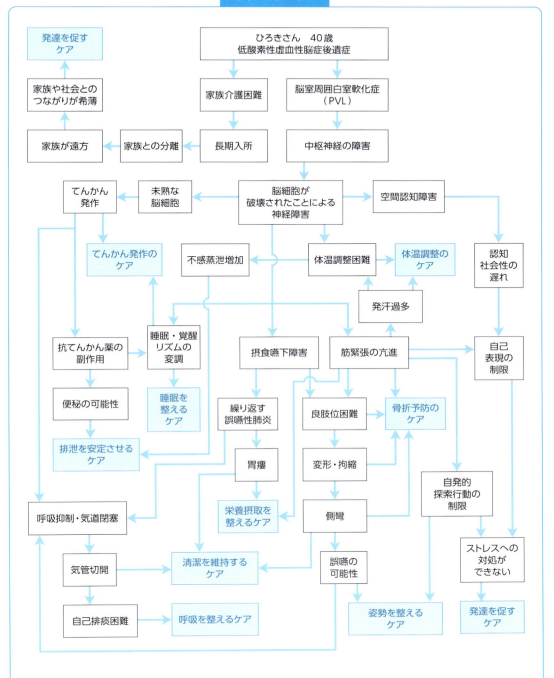

　ひろきさんは超低出生体重児で生まれ，低酸素性虚血性脳症後遺症である。右凸の強度の側彎があり，さらに誤嚥性肺炎により胃瘻・気管切開など医療的ケアがある。また，約22年間施設で過ごしてきており，今後も長期に施設で過ごすことになる。
　ひろきさんのケアとしては，筋緊張亢進に伴って生じる体温調整のケア，自己排痰困難なために生じる呼吸苦のケア，現在の能力の維持・向上にかかわるケア，家族の高齢化に伴う家族支援に関するケアを実施していくことが求められる。長期入所することにより社会とのつながりが希薄となりがちになる。社会参加も促しながら生活を豊かにかかわる必要がある。

Ⅲ　看護計画をもとに重症心身障害児のケアを考えよう

体温調整に関連する看護計画

看護ニーズ
- 適切な体温が保たれる

ニーズが充足されない理由
- 中枢神経障害・筋緊張の亢進により体温調整が不安定である

看護目標
- 体温上昇による筋緊張の増強を引き起こさない

O - P
1. バイタルサイン(体温, 脈拍, 呼吸)のチェック(日勤帯, 準夜帯)
2. 筋緊張の部位・程度の把握
3. 関節可動域
4. 発汗の有無と程度
5. 機嫌
6. 腹部状態(便秘, 腹部膨満)

C - P
1. 興奮状態のときは熱がこもりやすいので, 衣服調整を行う
2. 環境調整(室温管理, 空調管理)を行う
3. 37.5℃を超えたときは, 2点(頸部・腋窩)クーリングを行う
4. 発汗・こもり熱の強いときはエアコンマットを使用する
5. 発汗したときは, すぐに衣服を着替える
6. 夜間は入眠するまではかけ物をかけず, 入眠後に四肢冷感があればかけ物をかける

E - P
1. 不快要素を除去しても, 興奮が収まらないときは, 本人の好きな音楽をかけるなど, 環境を変えて気持ちを落ち着ける
2. スタッフは, ひろきさんの「いつもの状態」のバイタルサイン値を把握しておく

ケアプランのポイント(理由・根拠)

▶ O-2
筋緊張が強い場合は, 体温が安易に上昇しやすく, 平熱も高いことが多い。筋緊張の部位・程度を把握し, 筋緊張を和らげる工夫が必要である。

▶ C-4
外的な環境因子により高体温となってしまうことがよくある。こもり熱を防ぎ, 発汗を抑えるためにエアコンマットを利用するとよい。

呼吸に関連する看護計画

看護ニーズ
- 効果的なガス交換ができ，安楽な呼吸が保たれる

ニーズが充足されない理由
- 長期臥床による胸郭可動性の低下により自己排痰が困難である

看護目標
- 十分に排痰ができ，ゆっくりと楽に呼吸する

O-P
1. 呼吸状態（呼吸回数，呼吸パターン）
2. SpO_2（通常時，興奮時，筋緊張時）
3. 副雑音，エア入り
4. 胸郭の拡張性
5. 排痰状況（痰の性状・量・色）
6. 腹部状態（呑気の把握）
7. 疼痛の有無
8. 内服状況
9. 側彎，姿勢保持の状態

C-P
1. 腹臥位にて排痰を2回/日実施し，適宜RTX（体外式人工呼吸器療法）を行い，有効な排痰を促す。RTXの使用方法を看護師間で共有する
2. 適切なポジショニングのグッズを使用し，良肢位を保つ
3. セラピストによる呼吸リハビリテーションの実施
4. SpO_2 が90%を下回り，チアノーゼが著明なときは酸素をトラキマスクで流す
5. 2時間ごとに体位変換を行う
6. 痰の粘稠度が高いときには，吸入や加湿を医師と相談し実施する
7. 1日1回は車いす乗車を行う
8. 好きな音楽を聴いてリラックスする

E-P
1. 家族にひろきさんの呼吸状態についての説明を面会時に行う。

ケアプランのポイント（理由・根拠）

▶ O-3
脊柱や胸郭の変形などさまざまな理由により，臓器の位置が一般的な位置とは異なる。個々の特徴をとらえることと，普段からのエア入りなどを聴診し，いつもとの違いに気づけるようにする。

▶ C-1
RTXは日常的な無気肺の予防のために腹臥位で実施することで，体位ドレナージ効果との相乗作用により排痰が効果的に促される。

▶ C-4
トラキマスク使用中はマスクが気管切開チューブを塞いでいないか，十分に注意する。

▶ C-7
車いすに乗車することで横隔膜が下がり，換気量が増える。定期的な車いす乗車により，楽に呼吸することへつながる。

栄養に関連する看護計画

看護ニーズ
- 十分な栄養所要量が摂取できる

ニーズが充足されない理由
- 呼吸障害や過緊張により消費されるエネルギー量が変動しやすい

看護目標
- 適切な体重が保たれる

O-P

1. 筋緊張の状態
2. 体重と必要摂取カロリーの計算
3. 水分量と排尿・不感蒸泄(発汗、流涎)のバランス(in-out チェック)
4. 排便状態
5. 腹部膨満の有無
6. 胃瘻周囲の皮膚の状況
7. 内服薬
8. 血液データ
9. 皮膚の状態(発赤、腫脹、熱感)
10. 呼吸状態
11. 活動状況
12. ポジショニングの状況

C-P

1. 体重測定を2週間に1回行い、体重の増減があれば主治医と相談し、エネルギー量の変更の検討を行う
2. 栄養注入時、適切なポジショニングのグッズを使用し、良肢位を保つ
3. 栄養注入時は声をかけ、表情を観察しながら注入する
4. 便性が緩くなりすぎるときは、下剤や栄養剤の調整を主治医と相談する
5. 注入終了後、腹部膨満や嘔吐など注意して観察する
6. 褥瘡予防のマットを使用する
7. 皮膚の清潔を保つ
8. 車いす乗車や腹臥位などで離床を促す
9. 体位変換を2時間ごとに行う

E-P

1. セラピストから良肢位保持や介助についてのアドバイスを受ける

ケアプランのポイント(理由・根拠)

▶ O-3
本人からは口渇などを訴えることができず、さらには自力での水分補給も困難であるため、in-out のチェックを行うことが重要となる。

▶ O-9
皮膚トラブルを早期に発見するためには1回/日は全身の状態を観察することが大切である。

▶ C-2
栄養注入前後は同一体位になりがちである。しかし、変形・拘縮などさまざまな要因により、思わぬところに褥瘡を形成してしまったり、間違ったポジショニングによりGER(胃食道逆流)を引き起こす可能性があるため、個々に合うポジショニング管理が必要である。

▶ C-7
姿勢の変換により呼吸状態や緊張が高まったり、加齢に伴う医療的ケアの増加により姿勢や活動上の制限が出てくるが、セラピストと共になるべく離床できるように促していくことが必要である。

排泄に関連する看護計画

看 護 ニ ー ズ
- 脱水を起こすことなく，定期的に排尿がある
- 便秘による苦痛がない

ニーズが充足されない理由
- 不感蒸泄の増加と水分不足による尿量減少がある
- 水分不足と運動量の不足による腸蠕動の低下がある

看 護 目 標
- 腹部膨満や乏尿・便秘などの不快な腹部症状が出現しない

O-P

1. 排便状態（最終排便，性状，量，回数，便意）
2. 排尿状態（最終排尿，性状，量，回数，尿意）
3. 腹部状態（腹部膨満，圧痛の有無，蠕動運動）（2回/日）
4. 水分注入の状況
5. 日中の運動状況や排便体位
6. 内服薬
7. 陰部から肛門にかけての皮膚状態

C-P

1. 腹部マッサージの実施（2回/日）
2. 不溶性食物繊維を2回/日注入する
3. 毎日夜に下剤を服用する
4. 排便が3日間ない日にGE（グリセリン浣腸）使用
5. 筋緊張の強さや不感蒸泄の多さによって，そのつど水分を注入する
6. 陰部発赤や肛門亀裂がある場合は，洗浄後に軟膏塗布する
7. 筋緊張が強いときは，おむつ交換時に無理に開排しない

E-P

1. 排尿・排便チェック表を作成し，最終排便や排尿間隔をスタッフ全員で把握する

ケアプランのポイント（理由・根拠）

▶ O-1
青年期・成人期において，変形・側彎や腸管運動の低下などのさまざまな要因により慢性的な便秘になっていることが多くあるため，日々の排便状況の確認を行うことが大切である。

▶ O-3
有効な腹圧をかけられないことにより，便や尿を出す力が弱いため，残尿や便の貯留による腹部膨満がある。尿の停滞により尿結石ができやすくなり，尿路感染症を起こす原因となる。慢性的な便秘はイレウスの誘因となるため，排尿・排便状態や腹部状態の観察は重要である。

▶ C-2
不溶性食物繊維の摂取により便の容積を増やし，ビフィズス菌活性の高いオリゴ糖を摂取することで腸内環境を整え，排便を促す。

睡眠に関連する看護計画

看護ニーズ
- 睡眠と覚醒のパターンが保たれる

ニーズが充足されない理由
- 抗てんかん薬などの副作用により睡眠パターンが乱れ，昼夜逆転しやすい

看護目標
- 日中にしっかり活動し，夜間に良眠できる

O-P
1. 入眠と覚醒時間の把握（睡眠表）
2. 体位変換（2時間ごと）
3. 中途覚醒の時間帯の把握
4. 中途覚醒時の様子
5. 発作の有無
6. 筋緊張の状態
7. 日中の活動および覚醒状態
8. 排尿・排便の有無
9. 室温などの環境調整
10. 機嫌
11. 発汗の有無

C-P
1. 朝の会・日中活動に参加し，スタッフやほかの利用者との交流を図る
2. 室内環境を整える（室温，湿度，明るさ，音環境）
3. おむつ交換の実施
4. 好きなテレビを観る時間を設けて，日中の覚醒を促す
5. ポジショニングを整え，入眠しやすい体位をとる
6. 入眠前に足浴を行う
7. モニター装着
8. 中途覚醒の頻度や時間帯を把握し，入眠前の筋弛緩薬の量と内服時間を主治医と相談する
9. 家族に定期的な面会を依頼し，安心感を与える

E-P
1. 睡眠表を作成し，発作・筋緊張・日中活動量・午睡と夜間睡眠との関連性を検討する
2. 中途覚醒した日に再入眠できたエピソードをスタッフで共有する

ケアプランのポイント（理由・根拠）

▶ **O-1**
睡眠リズムが乱れるとてんかん発作を誘発したり，体調をくずしやすくなる。睡眠には疲労回復だけでなく，気分の安定，ストレスの緩和，免疫力の増強などがあるため，睡眠・覚醒リズムを把握し，整えていく。

▶ **C-2**
「温湿度」「音」「光」は睡眠に影響を及ぼす3大要因といわれる。体温コントロールが難しく，環境温度に左右されやすいため，発汗や四肢冷感に注意しながら，入眠に適した環境をつくる必要がある。

▶ **C-6**
入眠前の足浴は，血液循環がよくなり，リラックスすることができ，入眠を促す効果がある

▶ **C-7**
入眠中，無呼吸による呼吸障害があるため呼吸状態やSpO_2，顔色などに注意する。必要に応じ，肩枕など，気道確保を行う必要がある。

姿勢ケアに関連する看護計画

看護ニーズ
- 筋緊張が亢進せず，変形・拘縮などを予防する姿勢が保たれ，運動機能を維持することができる

ニーズが充足されない理由
- 重い脳損傷による運動麻痺，錐体路障害，錐体外路・小脳などの運動機能に関連する部位の器質的な異常による痙性，筋緊張の亢進などがある

看護目標
- 坐位や立位時に姿勢を調整し，バランスを保つことができる

O-P
1. バイタルサイン（体温，脈拍，呼吸）
2. 関節可動域，拘縮・側彎の程度
3. 腹部症状〔GER（胃食道逆流），腹部膨満〕
4. 筋緊張の程度
5. 発赤・腫脹の有無（疼痛の有無）
6. ポジショニング
8. 皮膚トラブル（発赤，水疱）の有無
9. 車いすの背面や座面の素材や角度

C-P
1. 2時間ごとの体位変換を行う（側臥位，仰臥位）
2. 閉塞性呼吸のときは気道確保の姿勢をとり，呼吸状態を整える
3. 37.5℃を超えたときは，2点（頸部，腋窩）クーリングを行う
4. 発汗の強いときはエアコンマットを使用する
5. 腹臥位をとる（2回/日）
6. セラピストによるROM（関節可動域）訓練の実施
7. 頸部が後屈しないように，クッションや枕で保持する
8. 日中はなるべく離床し，車いす・腹臥位で過ごす
9. 四肢の緊張が強く不随意運動が激しい場合は，擦過傷や打撲に注意する
10. 呼吸停止を伴う筋緊張のときは筋弛緩薬の使用を主治医と検討する
11. 筋緊張が高まる場面の環境調整を行い，精神的安定を図る

E-P
1. 良肢位保持の介助方法を統一する

ケアプランのポイント（理由・根拠）

▶ O-9
車いすの素材によっては，熱がこもりやすかったり，発汗による皮膚トラブルの要因になったりするものもある。姿勢保持や良肢位保持のためには，装具類の整備が必要である。

▶ C-5
腹臥位のときは窒息の危険性があるため，必ずモニターを装着する。また，腹臥位中に筋緊張が高まり，姿勢が乱れ，転倒・転落する危険性もあるため，見守りが必要である。

▶ C-7
筋緊張時の頸部後屈は，嚥下障害を悪化させるだけでなく，咽頭や喉頭・気管支の狭窄の原因となり，呼吸状態の悪化にもつながる。そのため，頸部を後屈させないような固定をする必要がある。

▶ C-9
ベッドで臥床中でも，筋緊張の強まりにより，ベッド柵などで負傷する可能性がある。また移動などの介助時にも，何かの拍子で緊張が加わり，転倒・転落の危険性がある。声かけをし，ゆっくりと緊張が緩むのを待ってから介助するなど，本人の状態の観察と周囲の環境の安全に配慮することが必要である。

▶ C-11
筋緊張が強くなる場面として痛みや不快感があるが，「楽しい」「おもしろい」などの快感情による興奮状態でも強くなる。感情による筋緊張をコントロールできないため，かかわりによりクールダウンの時間をとることも必要である。また，入浴の際など急激な体温の寒暖差の環境になることも筋緊張を強める原因となるため，脱衣所と風呂場の温度を一定に保つことが望ましい。

骨折に関連する看護計画

看護ニーズ
- 骨折による苦痛を生じない

ニーズが充足されない理由
- 変形・拘縮による関節の硬さや，骨の脆弱性による易骨折がある

看護目標
- 安全・安楽な肢位が保たれる

O-P
1. 関節可動域
2. 身体拘縮の有無
3. 筋緊張状態
4. 発赤，腫脹，熱感，疼痛の有無
5. バイタルサイン（体温，脈拍，呼吸），SpO_2
6. 呼吸状態
7. 機嫌
8. X線

C-P
1. 関節部の変形や拘縮の有無を確認する
2. 全身に触れていきながら，モニター値の推移を確認する
3. 更衣時には，主要関節をしっかりと保持して，筋緊張が強い（もしくは拘縮している）上肢（下肢）側から袖を通していく
4. 日光浴を行う（できれば1日1回）
5. ビタミンD剤の投与について主治医に相談する
6. 環境整備を行う
7. 移動時には必ず2人で介助を行う
8. 衣類は着脱しやすいものを選ぶ

E-P
1. 更衣時には筋緊張が強くなりがちであるため，リラックスできる方法（歌，音楽）をスタッフで共有する
2. 骨折の早期発見に留意する
3. 一度骨折をすると同じ部位を再骨折する可能性があることをスタッフ間で共有する

ケアプランのポイント（理由・根拠）

▶ C-1
変形・拘縮などにより身体の可動性に制限があるため，運動量が低下している。骨の形成が悪く，骨塩量も少ないため，常に骨折の危険性がある。

▶ C-2
骨折していても，表面上は明らかな症状が現れないこともあるため，更衣のときに全身を触れてモニター値の推移を観察する。脈拍や呼吸数の増加が認められた場合，本人は苦痛や痛みを感じている可能性があるため原因を探る。

▶ C-3
無理な肢位や関節可動域を考えない衣服着脱は危険な行為である。介助方法を正しく理解し，本人の安全・安楽に十分配慮してかかわる必要がある。

▶ C-4
外出の機会が少ないため，皮膚でのビタミンD合成が低下している。日光浴により，ビタミンD合成を促す。

清潔保持に関連する看護計画

看護ニーズ
- 皮膚トラブルを起こさず，清潔が保持できる

ニーズが充足されない理由
- 気管切開や胃瘻，変形・拘縮により皮膚の清潔が保持しにくい

看護目標
- 安全に入浴ができ，皮膚の発赤や湿疹が生じない

O-P
1. 関節可動域
2. 身体拘縮の有無
3. 筋緊張状態
4. バイタルサイン（体温，脈拍，呼吸），SpO$_2$
5. 呼吸状態
6. 機嫌
7. 全身の皮膚の状態

C-P
1. 入浴前には全身の皮膚状態を確認する
2. 気管カニューレホルダーと接触している皮膚は入浴時に慎重に洗う
3. 変形・拘縮などで皮膚が重なり合っている部分は特に丁寧に洗い，泡が残らないようにする
4. 入浴が困難なときは清拭を行う
5. 必要に応じて手浴・足浴を行う
6. 皮膚トラブルがあれば主治医と相談し，軟膏などの使用を検討する

E-P
1. 変形・拘縮，気管切開，胃瘻など，入浴時に個別に対応が必要なケアをスタッフで情報共有を行う

ケアプランのポイント（理由・根拠）

▶ O-7
入浴時は皮膚トラブルを早期発見するのによい機会となるため，必ず全身のチェックを怠ってはならない

▶ C-2
首周りを洗うことは慣れていないと難しく，危険を伴う。状況により，気管カニューレホルダーの交換時に清拭を行う

▶ C-3
変形・拘縮などにより，皮膚同士の接触面が多くあり，洗い残しなどがあるとすぐに皮膚トラブルになるため，丁寧に洗い流す

発達を促すケアに関連する看護計画

看護ニーズ
- 同年代の人たちとの余暇活動を楽しめる

ニーズが充足されない理由
- 不随意運動や筋緊張の強まりにより,意図的な自発運動が制限される

看護目標
- 余暇活動を継続することで精神的な安定が図れる

O-P
1. 楽な体位の把握(側臥位,腹臥位)
2. 聴覚の把握
3. 視覚と視野の把握
4. 麻痺部分の把握
5. 表情
6. 音楽や運動の好みの把握
7. コミュニケーションの方法
8. 音過敏と光過敏の有無
9. 定期的に精神発達検査(新版K式発達検査)

C-P
1. 個別活動,集団活動を組み合わせ,他者との交流を図る時間もつくる
2. 定期的に外出し,社会参加を促す
3. 感覚遊びを行う(プラネタリウム,音楽,小麦粉粘土など)
4. 身体運動を伴う活動を行う
5. 本人の好きなテレビを観る時間をつくる
6. 全身マッサージを行う
7. 散歩しながら日光浴を行う
8. 手浴・足浴を適宜行う
9. セラピストや多職種との情報の共有

E-P
1. 活動や生活の様子をセラピストや多職種と共有する
2. 臨床心理士に心理面での発達評価を依頼し,病棟でのかかわりに生かす

ケアプランのポイント(理由・根拠)

▶ C-1
個別活動は個々の興味や関心を高め,主体性を育む。集団活動は,仲間と共に活動する楽しさを感じ,社会性を育む。両方を取り入れることで,より豊かな生活が送れるよう援助する。

▶ E-1
看護師は体調面・環境面で安心・安全を保障し,セラピストは訓練により機能維持や悪化防止を行い,身体面での援助を行う。各職種がそれぞれの役割を果たし,協働することで,利用者個々に合わせた余暇活動を提供することができる。

てんかんに関連する看護計画

看護ニーズ
- てんかん発作による苦痛が最小限になる

ニーズが充足されない理由
- 体調や環境変化により発作の誘因となり，てんかん発作による二次障害を起こす

看護目標
- てんかん発作による苦痛が生じず，生活できる

O-P
1. バイタルサイン(体温，脈拍，呼吸)のチェック(日勤帯・準夜帯)
2. 睡眠状態
3. 腹部状態
4. 活気
5. 食欲
6. 内服薬の種類，内服時間と量の確認
7. 発作時の指示の確認
8. 嘔気・嘔吐の有無
9. 脳波波形
10. 血液データ(血中濃度，肝機能)

C-P
1. バイタルサインの測定
2. 発作パターンの観察を行う(部位，症状，時間，バイタルサイン値，環境，チアノーゼの有無，発作後の状態)
3. 睡眠リズムを確立するために，日中活動を行って覚醒時間をつくる
4. 抗てんかん薬は，毎日同じ時間に確実に注入する
5. 抗てんかん薬を内服後30分以内に嘔吐した場合は再投与する
6. 抗てんかん薬の副作用の有無を観察する(脱力傾向，便秘，消化吸収状態)
7. 発作表の記入を行う
8. 発作が5分以上続くときは，坐薬などを使用する
9. 呼吸抑制を伴う重積発作の場合は，酸素をトラキマスクで流し，坐薬などを使用する
10. それでも頓挫しない場合はドクターコールして，ルート確保の準備を行う

E-P
1. 多職種と，発作が起きた場合の対応を伝えておく
2. 重積発作が起きた場合の対処方法および態勢を病棟で共通認識しておく

ケアプランのポイント(理由・根拠)

▶ O-2
睡眠不足や過労はてんかん発作を誘発する要因となるため，規則正しい生活ができるように環境を整え，昼夜逆転，日中の覚醒状況を確認することが大切である。

▶ O-6
てんかんの薬物療法は，発作に最も適合する薬を，発作が起こりやすい時間に最も高濃度になるように使用している。発作の好発時間に血中濃度が高くなるように，ピーク時間と半減期を考慮して薬剤を選択し，投与時間や量が決められているため，確実に投与することが重要である。

▶ E-2
けいれん重責発作は，時間とともに脳や全身の障害が起こってくる。呼吸系や循環系など生命予後が不良となる場合や，二次障害をきたす危険性があるため，緊急対応と全身管理が必要である。

ケアの際に大切にしたいこと

　長期入所している青年期・成人期の重症心身障害児（者）では，両親が高齢となり在宅での介護生活が維持できないことが多く，長期入所となれば半永久的に施設での生活が中心となってくる。そのため，若年齢時から長期入所し入所期間が長い場合と，在宅生活が長かったが急に長期入所となる場合の2つのパターンに分かれる。ひろきさんのように長期入所していた場合では，①安心して楽しく生活できる，②能力の維持・向上，③親への援助を途切れなく行う，ことが目標となる。

①安心して楽しく生活できる

　長期の入所では，入所期間が何年・何十年となる。そのなかで，楽しみを見出して生活がより楽しくなるようにかかわりをもつ必要がある。季節に合った行事に参加したり，社会参加という意味で施設から外に出る散歩や旅行を企画しながら利用者に安全で楽しい生活が送れるように援助していく必要がある。反対に在宅生活を長く続けていた利用者に対しては，一気に生活の変化があるため，体調の変化や情緒面などさまざまなことを細かく観察して，スキンシップを多く図りながら入所生活に慣れるようなかかわりが必要となる。青年期・成人期の重症心身障害児（者）へのコミュニケーションには，年齢に応じた言葉遣いや声かけにより敬い，尊厳を尊重する。

②能力の維持・向上

　長期入所している青年期・成人期の重症心身障害児（者）の多くは，現在の生活に慣れてきている。しかし，年齢が上がるにつれ生活習慣病など成人期の病気が発症するリスクが高くなるため，今まで維持できていた生活ができなくなることがある。本人の不安なども大きくなるため，精神的なかかわりも重要となる。その反面，発達は成人期になっても環境を整えることで向上していく場合もあるため，本人の発達を促していくかかわりは青年期・成人期になっても必要となる。その人のもっている能力を見極めながら，現状のかかわりでよいのかを常にアセスメントしながらかかわる。

③親・きょうだいへの援助を途切れなく行う

　青年期・成人期での課題となるのが，家族の高齢化にある。高齢化により面会に来たくても来られなかったり，徐々に気持ちが離れてほとんど面会に来なくなったり，連絡もなかなか取れなくなる場合もある。それでも，なるべく面会に来てもらえるように状態の変化が合ったときなどに連絡を取る。さらに，現在ひろきさんの面会には必ず弟が付き添ってきてくれているため，定期的に弟を含めたカンファレンスの時間をもち，ひろきさんの今後の方針を確認していく。そのような機会をもつことで両親と弟の思いを確認できる場となる。そして，弟との信頼関係を構築していくことも重要となるため，面会時はひろきさんの様子を伝えながら声かけを積極的に行うようにかかわる。今後は，後見人を務める親の高齢化に伴い，本人の代弁者が代弁できなくなる可能性も考えていかなければならない。本人の代弁をできなくなることにより，弟に代弁者となってもらうことになる。しかし，弟が代弁者とならなかった場合には，最終的にはスタッフでその代弁をしていかなくてはならない状況となる。利用者に豊かな生活を提供していくために，利用者に寄り添いながら考え，本人にとっての最善の利益を考えていく必要がある。

MEMO

青年期・成人期

在宅

家族のレスパイト目的で短期入所するミトコンドリア脳筋症の事例

患者データ

まこさん　女性　20歳　身長130cm　体重28Kg

- **診断名** ミトコンドリア脳筋症
- **障害名** 精神運動発達遅滞，聴覚障害
- **大島分類** 6　**横地分類** C4-D
- **超重症児スコア** 3（経口摂取：3）
- **家族構成** 両親（40代後半），姉（20代後半・既婚），妹（10代後半）
- **出生時**
  出生時より難聴・発達の遅れがある。

背景と経過

中学生のときにてんかん発作が現れ，ミトコンドリア脳筋症と診断を受けた。高校までろう学校へ通い，徐々に独歩が困難となった。花粉症があり，眼の充血・鼻閉が生じる。

会話は手話にて可能であるが，徐々に手を動かすことが困難になってきている。独歩ができなく車いす生活をしている。車いすへの移動，トイレ誘導は介助が必要である。着替え・入浴も本人ではできないため介助が必要である。食事は自力で摂取できるが，握力が弱くなっているため，自助具を用いて摂取している。嚥下能力も徐々に低下してきており，軟飯・刻み食を摂取している。時々むせることがある。水分は少量のトロミをつけている。

週3回は近所の生活介護の事業所に通っている。自分でできることが減ってきたことによるストレスで，家族にあたることが多くなってきている。月に2～3回のてんかんがある。現時点では，特に医療的ケアはない。

両親は40代後半で，父親は仕事が忙しく，朝早くから夜遅くまで働いているため，まこさんの介護はほとんど行わない。主介護者は母親であるが，精神的に不安定になることがあり，現在精神科に通い内服をしている。母親が介護できないときは，近所に住む専業主婦の姉か，妹が介護を行っている。姉は既婚者であり，近所に住んでいる。今回，家族のレスパイト目的にて，初めて短期入所を2泊3日で利用する。今後は定期的にレスパイトを行う予定である。

関連図

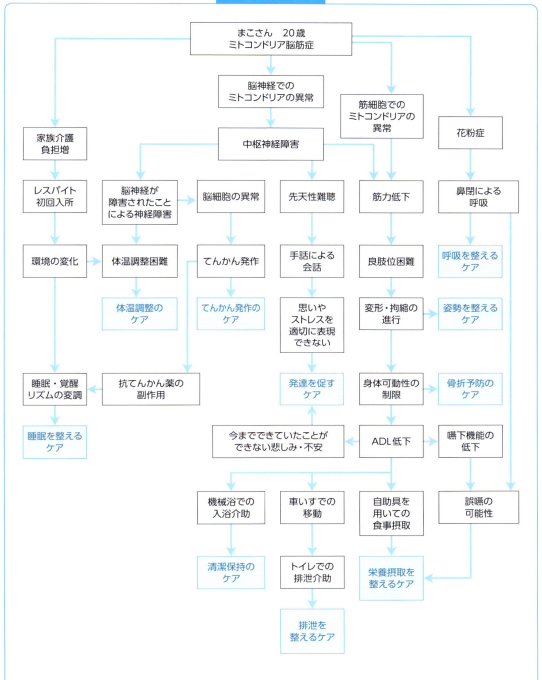

　ミトコンドリア脳筋症は，感染症など全身状態の悪化により病状が進行していく。筋力低下や変形・拘縮の進行に伴う，セルフケア不足や姿勢に関するケアが必要である。また，今までできていたことがどんどんできなくなるため，本人の不安やストレスなどを傾聴し，思いに寄り添いながらかかわっていく。まこさんは今回が初めてのレスパイト利用であるため，バイタルサインの観察，てんかん発作の予防とケア，睡眠・覚醒リズムの観察とケアなど，環境の変化を最小限にするケアが重要となる。先天的難聴もあるため，スタッフも手話や文字盤などを用い，コミュニケーションを円滑に行うことができるように配慮する。花粉症もあり，鼻閉による口呼吸を軽減し，食事中のむせを予防するケアが必要である。自宅では母親が主に介護しているが，精神的不安があるため，姉妹に介護の助けを得ている。今後のレスパイト利用を調整するなど，家族の介護負担を軽減するケアも必要である。

体温調整に関連する看護計画

看護ニーズ
- 適切な体温が保たれる

ニーズが充足されない理由
- 中枢神経障害により体温調整が不安定である

看護目標
- 低体温による循環障害を起こさない

O-P
1. バイタルサイン(体温,脈拍,呼吸),SpO_2(日勤帯,準夜帯,深夜帯)
2. 表情,機嫌
3. 皮膚色,四肢冷感の有無
4. 体調
5. 家での様子
6. 睡眠状況

C-P
1. 入所時にバイタルサインを測定する
2. 体調や家での様子を確認し,レスパイトの受け入れを行う
3. まこさんと相談し,衣類やかけ物を調整する
4. 居室の室温を調整する
5. 四肢冷感のあるときには温罨法を施行する
6. 発熱時の指示を確認する
7. 夏場など,エアコンの風が直接あたらないようにする

E-P
1. 何か変化があれば必ず伝えるように,本人・家族に説明する
2. まこさんの普段のバイタルサイン値や「いつもの状態」を把握し,共有する

ケアプランのポイント(理由・根拠)

▶ O-1
低体温のため,入眠後に体温が低下し徐脈となる傾向がある。

▶ C-2
在宅からの初回レスパイト入院となるため,体調不良時には事前に連絡してもらえるよう伝える。直近の体調の変化を確認し,感染症のもちこみなどがないよう,既往歴をとる。

▶ C-3
低体温のため,季節にかかわらず保温に努める必要がある。皮膚色,四肢冷感に注意し,循環障害を起こさないようにする。

▶ E-2
利用者にとっての正常・異常は,一人ひとり異なるため,その人にとっての「いつもの状態」を把握し共有することは,毎日を楽しく健康に過ごすうえで必要なことである。また,異常の早期発見につながるため,スタッフ全員が把握しておくべき事柄である。

呼吸に関連する看護計画

看護ニーズ
- アレルギー症状による苦痛が生じず，過ごすことができる

ニーズが充足されない理由
- スギ花粉に対するアレルギーがあるため，鼻閉による呼吸苦が生じる

看護目標
- 楽に呼吸ができる

O-P
1. 呼吸状態（呼吸回数，呼吸の様子）
2. 鼻閉・鼻汁の有無
3. 内服状況
4. 花粉症の随伴症状
5. 機嫌
6. 環境
7. 覚醒状況
8. 内服状況

C-P
1. 内服薬の確実な投与を行う
2. 鼻閉時には口呼吸となるため，水分摂取や食事のときに介助を行う際は，本人のペースに合わせて介助を行う
3. 室内の換気は最小限にし，空気清浄器を使用する
4. 外出の際など外気に触れるときはマスクを使用し，帰院時には衣類を払う・交換するなどアレルゲンの除去を行う
5. アレルギー症状の悪化時や，薬の副作用による眠気で日中の活動に影響をきたす際は医師に報告し，内服薬の調整を行う

E-P
1. 家庭でのアレルギー症状をスタッフ間で情報共有する

ケアプランのポイント（理由・根拠）

▶ C-2
鼻閉により口呼吸になると，水分摂取や食事の際に，いつも以上に咀嚼に時間がかかったり，嚥下がうまく行えず，むせこんだりする場合があるため，見守りが必要である。

▶ C-5
花粉症などアレルギー症状のある利用者は，症状緩和のために抗ヒスタミン薬を内服している場合がある。眠気を伴うこともあるため，覚醒状況や活動の様子を把握する。傾眠がちとなり，日中の生活に影響をきたす状況であれば医師に報告し，内服薬の調整を行う必要がある。

栄養に関連する看護計画

看護ニーズ
- 楽しく食べることができる

ニーズが充足されない理由
- 筋力低下による易疲労感，嚥下能力の低下に伴う誤嚥が生じる

看護目標
- 症状の進行に合わせた自助具を選択し，食事を無理なく摂取することができる

O-P
1. 食形態
2. 自力摂取の様子
3. 自助具の形態・操作性
4. 姿勢
5. 本人の意欲
6. ストレスの程度
7. 食事の摂取状況
8. 食の嗜好
9. アレルギーの有無
10. 栄養状態
11. 関節可動域
12. 拘縮の程度
13. 疲労感の有無
14. 誤嚥の有無

C-P
1. 家での食事の様子や介助方法，自助具の使用方法を把握する
2. 本人の扱いやすい自助具を提案する
3. 食事前に車いすに乗車し，体位を整える
4. 意欲が低下しているときや，上手に摂取できずストレスを感じるときには，思いを傾聴する
5. 本人のできることを尊重し，できないところを介助する
6. ハサミで切る，トロミをつけるなど，自助具で食べやすい食形態に食材を加工する
7. 本人の食べやすいように食事を盛り付け，食器を配置する

E-P
1. 食事の介助方法，自助具の使用方法を把握し，共有する。
2. セラピストから食形態や自助具，良肢位保持や介助についてのアドバイスを受ける

ケアプランのポイント（理由・根拠）

▶ O-14
徐々に進行していく病気であるため定期的な嚥下状態の確認が必要となる。本人の好みも含め，食形態を工夫しながら摂取できるようにかかわる必要がある。

▶ C-1
家での食形態，食事摂取状況を把握し，入所中も，本人が無理なく食事が摂取できる自助具を選定する。

▶ C-5
食事は楽しみでもあるが，筋力低下や拘縮による関節可動域の制限により，今までできていたことができなくなるストレスで苦痛を感じたり，易疲労性もあるため，食事をスムーズに摂取できない場合もある。家族と食事の様子を見守りながら，声かけの仕方や介助に入るタイミングを把握する。

排泄に関連する看護計画

看護ニーズ
- トイレで排泄できる

ニーズが充足されない理由
- 筋力低下により，トイレでの排泄が困難になる可能性がある

看護目標
- 転倒・転落なく安全にトイレで排泄ができる

O-P
1. 関節可動域
2. 拘縮の進行度
3. 本人の意欲
4. 排泄状況
5. 腹部膨満感の有無
6. 腸蠕動音
7. 緩下剤の内服状況

C-P
1. 家での排泄状況を確認する
2. いつもの便の性状を確認する
3. 現在の緩下剤の内服の有無を確認し，腹部膨満時や本人の訴えに応じて温罨法，腹部マッサージを施行する
4. トイレに行くまでの車いすの操作，本人の動作を確認し，適宜介助する
5. 自分でできることは自分でするように声かけを行う
6. 排泄チェック表をつけ，排尿・排便間隔をスタッフ全員で把握する
7. 排泄介助の方法を統一する

E-P
1. まこさんに同性介助の希望を確認する

ケアプランのポイント（理由・根拠）

▶ C-4
家のトイレと違うため，車いすでの移動の様子やトイレでの本人の動作を確認し，自分でできるところ，介助が必要なところを本人・家族と確認しながら，安全に行うことができるよう援助する必要がある。

▶ C-5
排泄介助は自尊心に大きくかかわるケアであり，必要以上の介助は，本人のプライドを傷つける可能性がある。介助するところ，しなくてよいところを把握し，本人ができるところを尊重したかかわりをもつことが大切である。

▶ E-1
本人・家族に確認し，同性介助を基本とする。初回入所利用の利用者にとって介助者は，初めて出会う人であり，知らない人が介助することとなるため，羞恥心に特に配慮する必要がある。

Ⅲ 看護計画をもとに重症心身障害児のケアを考えよう

睡眠に関連する看護計画

看護ニーズ
- 夜間に寝ることができる

ニーズが充足されない理由
- 短期入所という環境の変化により，生活リズムが崩れる

看護目標
- リラックスして1日を過ごすことができ，夜間良眠できる

O-P
1. 活動時の様子
2. 日中の過ごし方，スケジュール
3. 1日の睡眠時間
4. 夜間中途覚醒時の有無，再入眠までの時間
5. 栄養状況
6. 排泄状況
7. 機嫌
8. 他者とのかかわりの状況
9. 日中の覚醒度
10. 家での様子・生活リズム
11. 楽しみの有無
12. 身体の不調の有無
13. 内服状況
14. 睡眠リズム
15. 疲労の程度
16. 睡眠方法

C-P
1. 家での過ごし方，日中の活動状況について把握する
2. 興味のあること・好きなことを把握し，余暇時間の過ごし方を提案する
3. 朝の会・日中活動に参加し，スタッフやほかの利用者との交流を図る
4. 本人の機嫌・緊張の程度を把握し，リラックスできる環境を整える
5. 睡眠不足が続くようなら薬剤の使用を主治医と検討する

E-P
1. まこさんと入眠を促す方法について話し合う

ケアプランのポイント（理由・根拠）

▶ O-10
生活リズムが崩れることにより睡眠リズムに変化が起こる。ただでさえいつもと違う環境となるため，なるべく家庭での生活リズムに合わせられるようにする。

▶ O-16
在宅で入眠時に行っていること（音楽鑑賞，水分補給，排泄介助，居室の照明を少し点けておく，テレビをつけておくなど）を確認し，短期入所時にも本人が安心して眠ることができるよう，本人・家族と相談し環境を整える必要がある。

▶ C-1
初回入所は家族が付き添い共に入所するが，いつもと違う環境で緊張し，入眠できず睡眠時間が十分にとれない場合がある。普段の状況を把握しておき，いつもの状態とどう違うのかアセスメントしていく必要がある。

側彎・緊張，姿勢ケア／移動介助に関連する看護計画

看 護 ニ ー ズ
- 残存機能により ADL が保たれる

ニーズが充足されない理由
- 筋力の低下により側彎・拘縮が進行し，ADL が低下するおそれがある

看 護 目 標
- 転倒・転落することなく，安全・安楽に過ごすことができる

O‐P

1 関節可動域
2 筋力低下の進行度
3 側彎・拘縮の進行度
4 車いすの操作の様子
5 本人の意欲
6 ADL の程度
7 体重の変化
8 内服状況

C‐P

1 車いす乗車時にはクッションを用い，姿勢を整える
2 声かけを行い，必要に応じて介助する
3 セラピストによる ROM 訓練の実施
4 本人が自分でできることを尊重し，できないところは介助する
5 ADL の低下に伴う本人の思いを傾聴する
6 姿勢に応じたポジショニングを行う
7 良肢位保持の介助方法を統一する
8 本人の思いをスタッフ間で共有し，かかわるようにする

E‐P

1 自宅での介助方法を家族に確認する
2 介助を行っている母親に負担を感じていることはないか尋ねる。負担があれば，介助方法の工夫を一緒に考える

ケアプランのポイント（理由・根拠）

▶ O-3
筋力の低下による側彎・拘縮の進行は，ADL の低下を招き，本人の意欲の減退にもつながる。将来の健康状態にも影響を及ぼすため，普段の姿勢ケアが重要である。

▶ C-5
今までできていたことができなくなることに対する本人の悲しみや不安は計り知れない。スタッフは，その思いを受け止め，できることに対して大切にかかわる姿勢が必要である。

骨折，衣類着脱に関連する看護計画

看護ニーズ
- 転倒・転落などによる苦痛を生じない

ニーズが充足されない理由
- 筋力が低下することによる自立立位維持が困難になりやすい

看護目標
- 自立立位による転倒・転落をしない

O-P
1. ADLの程度
2. 関節可動域
3. 筋力低下の程度
4. 拘縮の進行度
5. 本人の意欲
6. ストレスの程度
7. 環境

C-P
1. 安全な環境の整備（ベッドの高さ，ベッド周囲の整理整頓，ベッド柵）
2. 本人のできることを尊重し，できないところを介助する
3. 意欲がないときや，上手にできずストレスがあるときには，思いを傾聴する
4. 本人が扱いやすい衣類・自助具などを提案する
5. 本人が動きやすい導線を確保する
6. トイレ誘導，ベッド移動時には必ず介助をする
7. 不安などがないか傾聴する
8. 安全性の確保についてスタッフが情報共有する

E-P
1. 転倒しやすい状況であることを伝え，必ず移動時は連絡するように伝える

ケアプランのポイント（理由・根拠）

▶ O-3
ミトコンドリア脳筋症は，全身状態の悪化により筋力が低下するなど全身のさまざまな機能が低下していく。現在の筋力状態を把握していく必要がある。

▶ C-4
本人の変形・拘縮や関節可動域を考えながら，その人に合った自助具を提案していく必要がある。市販のもので難しいようであれば，セラピストと相談しながら工夫していくことも考えなければならない。

▶ C-8
現在の言語理解力に合わせて，徐々に筋力が低下していくことがどのように理解してもらえるのかを必ずスタッフ間で共有しながら，統一した対応ができるようにすることで，本人の不安感がやわらぐようかかわる必要がある。

清潔保持に関連する看護計画

看護ニーズ
- 安全に入浴できる

ニーズが充足されない理由
- 筋力の低下により側彎・拘縮が進行し，ADLが低下する

看護目標
- 安全に入浴ができ，リラックスした時間を過ごすことができる

O-P
1. バイタルサイン（体温，脈拍，呼吸）
2. ADLの程度
3. 関節可動域
4. 筋力低下の程度
5. 拘縮の進行度
6. 本人の意欲
7. ストレスの程度
8. 環境
9. 皮膚色，末梢冷感
10. 全身の皮膚状態

C-P
1. 入浴前に脱衣所・浴室の室温を調整する
2. 衣類の着脱時，できるところは自分で行ってもらう
3. 脱衣時にはかけ物をし，保温に努める
4. 移乗前に洗い台に湯をかけ温める
5. 機械浴にて入浴し，自分で洗えるところは洗ってもらう
6. 湯船で十分に温まってから出浴する
7. 本人が扱いやすい衣類を提案する
8. 不安などがないか傾聴する
9. 入浴後の湯冷めに注意し，衣類の調整をするなど保温に努める
10. 皮膚トラブルがあれば主治医と相談し，軟膏などの使用を検討する

E-P
1. 入浴時の環境調整・介助手順をスタッフ間で共有する

ケアプランのポイント（理由・根拠）

▶ O-10
入浴時は皮膚トラブルを早期発見するのによい機会となるため，必ず全身のチェックを行う。

▶ C-1
低体温のため，事前に脱衣所，浴室の温度を調整することで，体温の低下を予防する。

▶ C-8
自宅での家庭浴とは異なるため，事前に浴室を見にいったり，入浴方法に不安があれば確認しておく。

発達を促すケアに関連する看護計画

看護ニーズ
- 入所中，自分の思いを他者に伝えることができる

ニーズが充足されない理由
- 慣れない場所での生活になるため，不安や意思疎通の負担が増す

看護目標
- 入所中の生活を楽しく過ごすことができる

O-P
1. 家での様子
2. 生活介護事業所での様子
3. 興味，好きなこと
4. 手話での会話の程度
5. 他者とのかかわりの様子
6. 表情，機嫌
7. 音楽や運動の好みの把握
8. 思いの表出の程度
9. 日中の活動状況
10. ストレスの程度
11. 疲労感の有無
12. 母親の体調・思い
13. 姉妹の介護頻度

C-P
1. 個別活動・集団活動を組み合わせ，他者との交流を図る時間もつくる
2. 本人の興味のあること・好きなことを話題に手話で会話する
3. 手浴・足浴など行い，リラックスできる時間をつくる
4. 多職種とセラピストとの情報の共有
5. 臨床心理士に心理面での発達評価を依頼し，かかわりに生かす
6. かかわるスタッフがコミュニケーションを図れるように筆談・手話表などを準備し，病棟全体で共有する

E-P
1. 母親の体調や介護の疲労度，姉妹の介護状況に応じて，次回のレスパイト利用の提案を行う

ケアプランのポイント（理由・根拠）

▶ C-1
個別活動は，個々の興味や関心を高め，主体性を育む。集団活動は，仲間と共に活動する楽しさを感じ，社会性を育む。両方を取り入れることで，より豊かな生活が送れるよう援助する。レスパイト入院では，家族の介護負担を軽減することに重きをおいているが，セラピストによる訓練や，保育士・指導員による療育活動にも親は期待している。積極的に参加できるよう，体調管理を行う。

▶ C-4
初回入院のため情報が少なく，本人のもっている能力や，興味や好きなことなどまだわかっていないことが多い。自宅や生活介護事業所での様子を確認し，本人が楽しく元気に過ごすことができるようにする。多職種で情報を共有し，各職種がそれぞれの役割を果たし協働することで，利用者個々に合わせた余暇活動を提供することができる。

▶ E-1
次回の入所は本人のみとなるため，疑問や不安など，今回の入所中に解決できることは解決しておく。家族の介護状況・疲労度などを把握し，次回のレスパイト入所を調整していく必要がある。

てんかんに関連する看護計画

看護ニーズ
- てんかん発作を起こすことなく，生活できる

ニーズが充足されない理由
- 体調や環境変化が発作の誘因となり，てんかん発作による二次障害を起こす可能性がある

看護目標
- てんかん発作が起きたときに適切なケアを受けることができる

O-P

1. バイタルサイン（体温，脈拍，呼吸）（日勤帯，準夜帯）
2. 睡眠状態
3. 日中の活動の様子
4. 疲労感
5. 発作の型・頻度
6. けいれん発作の時間帯
7. けいれん発作の誘因
8. 内服薬の種類，内服時間と量の確認
9. 発作時の指示の確認
10. 身体損傷の有無
11. 随伴症状の有無
12. 血液データ（血中濃度，肝機能）

C-P

1. 家での発作時の様子や対応・頻度・誘因などを家族に確認する
2. バイタルサインの測定
3. 発作パターンの観察を行う（部位，症状，時間，バイタルサイン値，環境，チアノーゼの有無，発作後の状態）
4. 活動に参加し，日中覚醒して過ごせるようにする
5. 消灯時には，入眠しやすい環境を整える
6. 抗てんかん薬は，毎日同じ時間に確実に内服する
7. 抗てんかん薬を内服後30分以内に嘔吐した場合は再投与する
8. 抗てんかん薬の副作用の有無を観察する（脱力傾向，便秘，消化吸収状態）
9. 発作表の記入を行う
10. 発作が5分以上続く場合，坐薬などを使用する
11. 呼吸抑制を伴う重積発作の場合は，酸素をマスクで流し，坐薬などを使用する
12. それでも頓挫しない場合はドクターコールして，ルート確保の準備を行う

E-P

1. 多職種と，発作が起きた場合の対応を伝えておく
2. 重積発作が起きた場合の対処方法および態勢を病棟で共通認識しておく

ケアプランのポイント（理由・根拠）

▶ O-2
睡眠不足や過労はてんかん発作を誘発する要因となるため，規則正しい生活ができるように環境を整え，昼夜逆転の有無，日中の覚醒状況を確認することが大切である。

▶ O-8
てんかんの薬物療法は，発作に最も適合する薬を，発作が起こりやすい時間に最も高濃度になるように使用している。発作の好発時間に血中濃度が高くなるように，ピーク時間と半減期を考慮して薬剤を選択し，投与時間や量が決められているため，確実に投与することが重要である。

▶ C-1
初回の入所のため，スタッフはてんかん発作があることを知っていても，実際には目にしていないため，発作時の様子や対応・頻度・誘因など，家族から確認しておく必要がある。また，スタッフ間で情報共有し，入所中の発作に対応できるようにしておく。

▶ E-2
けいれんの重積発作は，時間とともに脳や全身の障害が起こってくる。呼吸系や循環系など生命予後が不良となったり，二次障害をきたす危険性があるため，緊急対応と全身管理が必要である。

ケアの際に大切にしたいこと

　ミトコンドリア脳筋症の事例では，感染症など全身状態の悪化により病状が進行していく。しかし，早期の診断が困難であるため，本人・家族共に長年，さまざまな症状に苦しんだのちに，ミトコンドリア脳筋症と診断されることになる。できていたことがどんどんできなくなる状態であることも理解しながらの対応が必要となる。まこさんのように，在宅生活をして今回初めてレスパイトを利用した場合では，①本人の不安を緩和できる，②在宅生活を長く続けることができる，③家族の負担が軽減する，ことが目標となる。

①本人の不安を緩和できる

　症状が徐々に進行していき，できないことが増えていくことに対して，どのようにかかわることが大切かをしっかりと考えていかなければならない。さらに，できないことを別の方法でできるように検討することが必要である。初めての短期入所であり，本人との信頼関係も築けていない段階であるため，ゆっくり時間をかけて人間関係を築いていき，本人がスタッフに不安などを訴えることができるようにかかわりをもつ必要がある。レスパイトでは，自宅での生活と同じようにできないので，不安が増える可能性もある。なるべく本人に確認しながら短期入所での不安を緩和していく必要がある。最終的には長期入所となる可能性が高く，定期的に短期入所をすることで本人が施設に慣れるということにもつながる。

②在宅生活を長く続けることができる

　まこさんは，徐々にできないことが増えていき，介護量が増えることが明らかである。そのため，在宅生活を長く続けられるようにするには，短期入所やそのほかの福祉サービスをうまく利用しながら生活を行っていくことが必要となる。

③家族の負担が軽減する

　母親，姉妹の負担が徐々に増えてきている。さらには，母親の状態も不安定であるため，家族以外のかかわりが必要である。短期入所やそのほかの福祉サービスの利用をしながら家族の負担を軽減できるようにかかわる。定期的に専門職がかかわることで家庭での悩みなどを傾聴し，家族が介護できなくなった場合に早急に対応ができるようにかかわる必要がある。短期入所中も本人・家族の話を傾聴し，現在困っていることなどを把握しておくことが必要である。

付録

重症心身障害児を理解するために必要な基準値一覧

市原真穂

1　小児のバイタルサインの年齢に伴う基準値の変化

年齢	体温(℃)	心拍数(回/分)	血圧(mmHg)	呼吸数(mmHg)
新生児	腋窩温 36.5〜37.5	120〜140	60〜80/50	40〜50
乳児	直腸温 腋窩温より 0.5〜1℃高い	120〜130	80〜90/60	30〜40
幼児	口腔温	100〜110	90〜100/60〜65	20〜30
学童	腋窩温より 0.4〜0.5℃高い	80〜90	100〜120/60〜70	20

2　検査値

❶ 血液一般検査の年齢別基準値

	生後6カ月	1歳	2〜6歳	6〜12歳	成人男性	成人女性
赤血球 (×10^{12}/L)	4.6±0.35[1]	4.6±0.4[1]	4.7±0.35[1]	4.8±0.3[1]	5.4±0.35[1]	4.6±0.3[1]
ヘモグロビン (g/dL)	11.8±1.0	12.2±0.7	12.6±0.5	13.5±1.0	15.5±1.0	14±1.0
白血球 (×10^{3}/μL)	11.9 (6.0〜17.5)[2]	11.4 (6.5〜17.5)[2]	9.8 (5.5〜17.0)[2]	8.3 (4.5〜14.5)[2]	7.4 (4.5〜11.0)[2]	

[1] 平均値と標準偏差
[2] 平均値と基準範囲

(五十嵐隆・編：小児科学．改訂第10版，文光堂，東京，2011．／田中敏章・編著：小児の臨床検査基準値ポケットガイド．第2版，じほう，東京，2014．を参考に作成)

❷ 生化学検査の年齢別基準値

項目／略語	男女	生後6カ月	1歳	3歳	6歳	12歳	成人	測定法
アミラーゼ AMY（IU/L）	男	17～132	61～211	6～217	68～221	64～215	60～200	酵素法（CNP-G7基質法）
	女	21～114	67～226	66～223	64～215	60～215		
クレアチンキナーゼ CK, CPK（IU/L）	男	98～465	66～389	59～332.	53～277	56～305	57～197	UV（NAC）
	女	78～415	61～316	57～289	53～256	47～212	32～182	
アルカリフォスファターゼ ALP（IU/L）	男	334～962	344～1060	307～942	291～891	388～1190	80～260	PNP基質法（SSCC準拠）
	女	367～960	361～958	334～897	331～891	285～79		
乳酸脱水素酵素 LDH（IU/L）	男	369～817	397～734	335～666	281～586	254～544	230～460	UV法（Wroblewski～La Due法）
	女	365～826	351～784	320～720	286～606	246～497		
アスパラギン酸アミノトランスフェラーゼ AST, GOT（IU/L）	男	25～85	23～51	20～45	17～39	14～33	10～40	UV法（JSCC準拠処方）
	女	22～76	22～50	20～44	16～38	12～33		
アラニンアミノトランスフェラーゼ ALT、GPT（IU/L）	男	12～62	5～25	4～24	4～23	3～20	5～40	UV法（JSCC準拠処方）
	女	10～63	5～31	5～27	4～25	3～18		
γ-グルタミルトランスペプチダーゼ γ-GTP（IU/L）	男	6～29	5～16	5～17	6～18	7～23	50	L～γ-グルタミル-3-カルボキシ-4-ニトロアニリド基質法（IFCC準拠）
	女	4～23	5～15	5～15	5～16	6～18		
血清総タンパク TP（g/dL）	男	5.7～7.2	6.1～7.7	6.1～7.7	6.2～7.8	6.5～8.3	6.8～8.2	biuret法
	女	5.7～7.4	6.4～7.7	6.2～7.9	6.3～8.1	6.5～8.4		
アルブミン定量 （g/dL）	男	3.9～4.8	4.0～4.9	3.9～4.8	3.8～4.7	4.0～4.9	4.0～5.0	BCG法
	女	3.9～5.0	4.0～5.0	4.0～5.0	3.9～5.0	4.0～5.1		
アルブミン/グロブリン比 A/G比	男	1.6～2.6	1.5～2.4	1.4～2.3	1.3～2.1	1.3～2.0	1.3～2.0	BCG法／biuret法
	女	1.6～2.8	1.4～2.4	1.4～2.3	1.3～2.1	1.2～2.0		
カルシウム Ca（mg/dL）	男	9.5～11.5	9.4～11.4	9.1～11.0	8.9～10.6	8.9～10.7	8.7～10.1	θ-CPC法（オルトクレゾールフタレインコンプレクソン）
	女	9.8～11.6	9.6～11.1	9.2～10.8	8.8～10.5	8.8～10.5		
無機リン IP（mg/dL）	男	4.8～6.7	4.2～6.2	3.9～5.9	3.8～5.7	3.6～5.5	2.4～4.3	モリブデン法
	女	4.6～6.7	4.2～6.2	4.0～6.0	3.8～5.7	3.4～5.3		
マグネシウム Mg（mg/dL）	男	1.9～2.6	1.9～2.5	1.8～2.4	1.8～2.4	1.8～2.4	1.8～2.6	キシリジルブル法
	女	2.0～2.6	1.8～2.5	1.8～2.4	1.8～2.4	1.8～2.4		
鉄 Fe（μg/dL）	男	20～100	19～148	20～151	21～159	31～193	54～200	バンフェナンスロリン直接法
	女	12～109	13～137	16～150	20～163	26～177	48～154	
ナトリウム Na（mEq/L）	男	134.9～142.9	135.0～143.0	135.8～143.5	136.5～144.0	138.0～144.0	136.0～147.0	イオン選択電極（希釈）法
	女							
カリウム K（mEq/L）	男	3.95～5.40	3.64～5.05	3.60～4.80	3.60～4.70	3.60～4.70	3.60～5.00	イオン選択電極（希釈）法
	女							
クロール Cl（mEq/L）	男	100.8～110.3	100.8～110.2	101.0～110.0	101.0～110.0	102.0～109.0	98.0～109.0	イオン選択電極（希釈）法
	女							

（五十嵐隆・編：小児科学．改訂第10版，文光堂，東京，2011．／田中敏章・編著：小児の臨床検査基準値ポケットガイド．第2版，じほう，東京，2014．を参考に作成）

3 維持水分量・必要水分量

❶ 維持水分量・必要水分量

体　重	維持水分量（1日あたり）
0～10kg	100mL/kg
10～20kg	1,000mL + 50mL/kg（10kgを超えたkg）
20kg以上	1,500mL + 20mL/kg（20kgを超えたkg）

体重（年齢層）	維持水分量	必要水分量
3～10kg（乳児）	100mL/kg/日	120～150mL/kg/日
10～15kg（幼児）	70～80mL/kg/日	90～120mL/kg/日
15～35kg（学童）	50～60mL/kg/日	50～90mL/kg/日
35kg～（成人）	40～50mL/kg/日	50～　mL/kg/日

（日本小児神経学会社会活動委員会、北住映二、杉本健郎・編著：新版医療的ケア研修テキスト．第4版，クリエイツかもがわ，京都，2012，p 166．より引用）

❷ 尿量による必要水分量充足度の測定

不足のない水分摂取量は、**尿量 1mL/kg/時間** が目安

例：体重10kg　240mL/日
　　体重20kg　480mL/日
　　体重30kg　720mL/日
　　一般成人では経験的に700mL/日
　　（400～500mL/日以下は乏尿）

（日本小児神経学会社会活動委員会、北住映二、杉本健郎・編著：新版医療的ケア研修テキスト．第4版，クリエイツかもがわ，京都，2012，p 167．より引用）

4 代謝

❶ 基礎代謝基準値（厚生労働省：2010版）

年齢	男性 基礎代謝基準値 kcal/kg/日	男性 基準体重 kg	男性 基準体重での基礎代謝量 kcal/日	女性（妊婦・授乳婦を除く）基礎代謝基準値 kcal/kg/日	女性 基準体重 kg	女性 基準体重での基礎代謝量 kcal/日
1～2	61.0	11.7	710	59.7	11.0	660
3～5	54.8	16.2	890	52.2	16.2	850
6～7	44.3	22.0	980	41.9	22.0	920
8～9	40.8	27.5	1,120	38.3	27.2	1,040
10～11	37.4	35.5	1,330	34.8	34.5	1,200
12～14	31.0	48.0	1,490	29.6	46.0	1,360
15～17	27.0	58.4	1,580	25.3	50.6	1,280
18～29	24.0	63.0	1,510	22.1	50.6	1,120
30～49	22.3	68.5	1,530	21.7	53.0	1,150
50～69	21.5	65.0	1,400	20.7	53.6	1,110
70以上	21.5	59.7	1,280	20.7	49.0	1,010

❷ 必要カロリーと臨床的特徴

R＝体重あたりの栄養摂取量／年齢別体重当たりの標準基礎代謝量

	A：高エネルギー消費群（R＞2）	B：低エネルギー消費群（R＜1）	C：中間群（1＜R＜2）
臨床的特徴	●筋緊張の変動が激しい ●不随意運動あり ●皮下脂肪が薄く筋肉量が多い ●刺激に対する反応性が高い ●アテトーゼ混合型脳性麻痺 ●移動能力がある ●努力性の呼吸 ●咳き込みが多い	●筋緊張の変動がない ●動きが少ない ●皮下脂肪が厚い ●筋肉量が少ない ●痙直型脳性麻痺 ●移動しない ●刺激に対する反応が少ない ●気管切開 ●人工呼吸器の装着 ●呼吸に努力を要しない	【1＜R＜1.5まで】 ●経管栄養のケース 　（経口摂取よりエネルギー効率がよいと考えられる） ●B群の特徴をいくつかもっている 【1.5＜R＜2】 ●経口摂取 ●A群の特徴をいくつかもっている

〔口分田政夫．重症心身障害児（者）の栄養管理．脳と発達 35(3)；206-210，2003．より引用〕

5　障害のある子どもの成長曲線

❶ 大島分類による年齢別平均身長（A）と健常男児の平均身長（B）

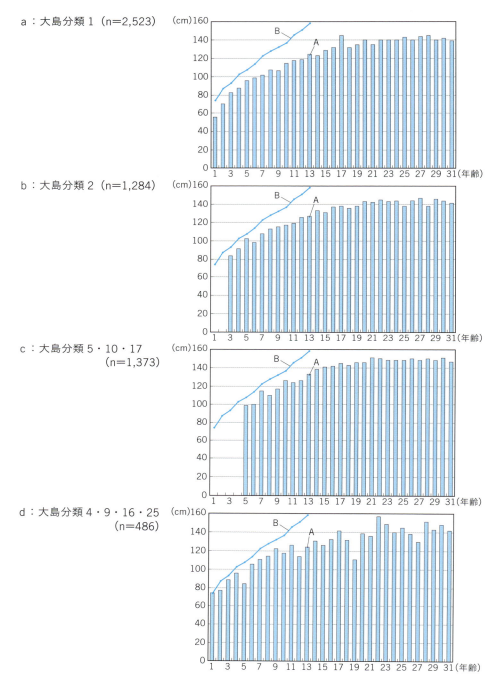

a：大島分類1（n＝2,523）
b：大島分類2（n＝1,284）
c：大島分類5・10・17（n＝1,373）
d：大島分類4・9・16・25（n＝486）

A：樋口和郎：標準体位．中村博志，田花利男・監，重症心身障害児の栄養管理マニュアル，日本小児医事出版社，東京，1996，pp11-24．より引用
B：1～5歳（厚生労働省：平成22年乳幼児身体発育調査報告書．2011年10月27日），6～13歳（文部科学省：平成25年度体力・運動能力調査報告書．2014年10月12日）を参考に作成

（佐藤朝美：成長・発達の評価法．ケアの基本がわかる重症心身障害児の看護，へるす出版，東京，2016，pp70-71．より引用）

❷ 大島分類による年齢別平均体重（A）と健常男児の平均体重（B）

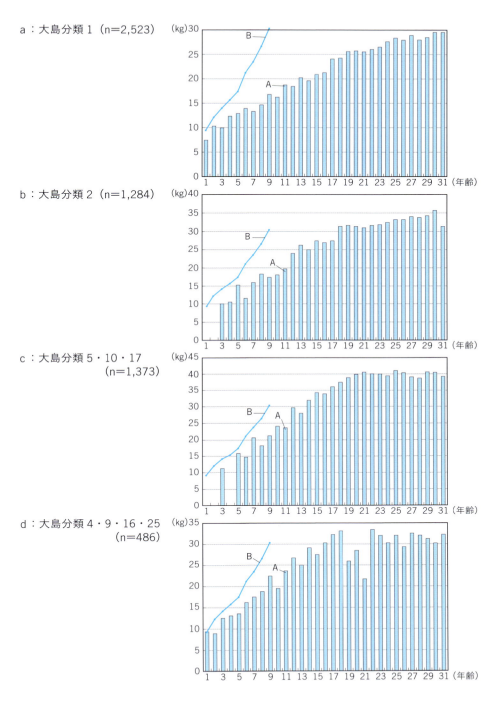

a：大島分類 1（n=2,523）
b：大島分類 2（n=1,284）
c：大島分類 5・10・17（n=1,373）
d：大島分類 4・9・16・25（n=486）

A：樋口和郎：標準体位．中村博志，田花利男・監，重症心身障害児の栄養管理マニュアル，日本小児医事出版社，東京，1996，pp11-24．より引用
B：1〜5歳（厚生労働省：平成 22 年乳幼児身体発育調査報告書．2011 年 10 月 27 日），6〜9 歳（文部科学省：平成 25 年度体力・運動能力調査報告書．2014 年 10 月 12 日）を参考に作成

6　短期入所の情報確認用紙（呼吸状態にかかわる情報）

		短期入所情報更新日	
患者番号	A　様	入園期間	
		登録連絡先	
在籍学校	特別支援学校の場合 （　　年　　組）	緊急連絡先	

| 尿・便汚染があった場合は洗濯に出してもよいですか？ | □はい　□いいえ | 最終排便　　月　　日 | 継続指示表確認　□ |
| 持参のおむつやお尻拭きが不足したとき　□家に連絡　□病棟のものを使用 | 体重　kg（　年　月現在） | 全身皮膚確認　□ |

黒字…X回めの情報　　青字…X+1回めの情報

〈基本事項〉
- 吸引…吸引制限… 気管は5.5cm，8Fr使用　気管カニューレ…シャイリー PED5.0
  吸引は2～3時間ごと　体位変換・移乗の前後は必ず吸引
  SpO_2 98～100%　100%でも分泌物が貯留していることあり，2～3時間ごとの吸引は必ず行う
  口腔…粘稠性が強ければ10Fr使用可能。注入中や後に分泌物が増えるため，持続吸引は低圧なら使用可だが，口内炎などができやすいので注意
  鼻腔…6Fr　鼻出血を起こしやすいため
- 呼吸器…種類→　トリロジー使用。呼吸器のジャバラに水が溜まりやすいので適宜破棄する。
  SpO_2 低下持続時，酸素使用。
  【目安】一回換気量70～80，分時換気量1.0以上　首の位置や緊張で変動があるので調整する。

自宅ではAちゃんの体調の良い状態が上記値のため確保&保てるようにしているとのこと。

〈生活〉
- 食事…胃瘻より注入　指示表参照。
  ・姿勢…嘔吐防止のため10°ほどギャッジアップして右側臥位で試行。
  　　　注入中 SpO_2 低下（90%台前後）がみられたら，いったん止めて吸引などケアを行い，落ち着いたら注入。
  ・食物アレルギーあり
- 睡眠…①不眠時の対応特になし。睡眠薬もなし。
- けいれん… SpO_2 低下をともなう場合，ダイアップ®使用。
- 緊張…体位変換などのとき一時的にあるが，持続することは少ない。緊張時の屯用薬も使用していない。

入園時担当看護師：　　　　保護者　確認サイン：

【入所中の様子】
〈今回の体調に関して〉看護師から家族の方へ
- 気管切開部からの痰は白色で，鼻・口腔からはクリーム色のものを吸引していました。ケアの前後で頻回の吸引を行った結果，SpO_2 100%キープできました。
- 肺音はほとんど雑音なく，エア入りも良い状況のまま退園を迎えることができました。
- 脈拍は60～100回/分で経過していました。
- 体調悪化することなく過ごせました。

直近5日間 排便状況						退園日　/

□予備薬・冷所保存薬・栄養剤・歯ブラシ・エンボスなどの確認
□サービス内容（食事・排泄・入浴・活動行事参加）を経過表提示にて説明

入園時担当看護師：　　　　保護者　確認サイン：

〔尾上望，栗林欣子：短期入所における重症心身障害児のフィジカルアセスメント．小児看護 39(5)：600-607，2016．より引用〕

| JCOPY | 〈(社)出版者著作権管理機構 委託出版物〉 |

本書の無断複写は著作権法上での例外を除き禁じられています。
複写される場合は，そのつど事前に，下記の許諾を得てください。
(社)出版者著作権管理機構
TEL. 03-5244-5088　FAX. 03-5244-5089　e-mail：info@jcopy.or.jp

ケアの基本がわかる
重症心身障害児の看護計画
ライフステージにそった乳幼児期から成人期まで

定価(本体価格 2,700 円＋税)

2017 年 10 月 5 日　第 1 版第 1 刷発行
2019 年 5 月 31 日　第 1 版第 2 刷発行
2023 年 7 月 1 日　第 1 版第 3 刷発行

編　集	倉田慶子，市原真穂，仁宮真紀
発行者	長谷川　潤
発行所	株式会社 へるす出版
	〒164-0001　東京都中野区中野 2-2-3
	☎(03) 3384-8035〈販売〉
	(03) 3384-8155〈編集〉
	振替 00180-7-175971
	http://www.herusu-shuppan.co.jp
印刷所	三報社印刷株式会社

© Keiko KURATA, 2017 Printed in Japan　　　　　　　〈検印省略〉
落丁本，乱丁本はお取り替えいたします。
ISBN 978-4-89269-938-2